教えて！
SGLT2阻害薬の使いかた

Q&Aとケーススタディで学ぶ、
糖尿病患者への
適切で安全な使い方とその根拠

加来 浩平
編

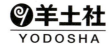

謹告

本書に記載されている診断法・治療法に関しては，発行時点における最新の情報に基づき，正確を期すよう，著者ならびに出版社はそれぞれ最善の努力を払っております．しかし，医学，医療の進歩により，記載された内容が正確かつ完全ではなくなる場合もございます．

したがって，実際の診断法・治療法で，熟知していない，あるいは汎用されていない新薬をはじめとする医薬品の使用，検査の実施および判読にあたっては，まず医薬品添付文書や機器および試薬の説明書で確認され，また診療技術に関しては十分考慮されたうえで，常に細心の注意を払われるようお願いいたします．

本書記載の診断法・治療法・医薬品・検査法・疾患への適応などが，その後の医学研究ならびに医療の進歩により本書発行後に変更された場合，その診断法・治療法・医薬品・検査法・疾患への適応などによる不測の事故に対して，著者ならびに出版社はその責を負いかねますのでご了承ください．

序

　2014年春に登場したSGLT2阻害薬は，創薬の段階から臨床開発に至るまで終始わが国がリードしてきた新規糖尿病治療薬である．既存薬にはない作用機序によってきわめてユニークな有効性，安全性プロファイルをもつ．わが国では，すでに6製剤が使用可能であるが，市販後2年以上を経過した現在も浸透率は予想を超えて低く，実臨床における科学的な有用性の評価がいまだ不十分な状況にある．

　臨床応用がさほど進まない理由として，安全性への過度の懸念が，医療者の意欲を削ぎ，処方に際して必要以上に慎重になっているとの指摘もある．しかし臨床治験では既存薬と比較して，安全性に関して特に問題はなく，加えて既存薬にはない多面的な作用の有用性が評価され，承認に至った経緯がある．さらに市販後の高齢者特定使用成績調査の結果は，高齢患者においても，安全性に関して臨床治験で得られたものと一貫していた．その結果を受けて，適正使用に関するRecommendationの高齢者の取り扱いも改訂された．

　いかなる治療薬，治療法も絶対に安全なものは存在しえず，一定のリスクを伴う．それゆえに，処方医は患者ごとに，薬剤のリスク・ベネフィットのバランスを考慮した治療が求められる．SGLT2阻害薬は，血糖改善に加えて肥満改善・心血管危険因子の改善といった，既存薬にはないベネフィットを備えている．しかもEMPA-REG試験では経口糖尿病治療薬のなかでは唯一，心血管死，総死亡，心不全による入院，腎症の進行を有意に抑制するとのエビデンスが実証された．最近，EMPA-REGの全患者とアジア人患者を比較したサブ解析結果も公表されたが，アジア人ではその効果はさらに顕著であった．心血管疾患の既往患者での結果とはいえ，そのインパクトは無視できないものである．

　一方，SGLT2阻害薬の副作用の多くは，その作用機序から予測できるものであり，回避・対策が可能である．ある意味，糖尿病患者のlife saving drugともいえるSGLT2阻害薬が正しく認識され，今後の糖尿病管理に大きく寄与することを願うものである．そのためにも日本糖尿病学会の有志によるSGLT2阻害薬に関する適正使用委員会によって公表された「SGLT2阻害薬の適正使用に関するRecommendation」の真意を十分に理解し，それに基づく適応の判断，適正使用が求められる．

多面的な作用をもつSGLT2阻害薬は患者のQOLの維持，寿命の延伸という糖尿病の真の管理目標達成に寄与する可能性を大いに秘めており，患者満足度を十分に満たしうる治療薬である．本書は，わが国におけるSGLT2阻害薬の臨床応用の手助けとなるように，2型糖尿病薬物療法における本薬剤の役割，位置付けについて，できる限りわかりやすい解説を心がけた．そのため，まずSGLT2阻害薬への疑問に対して解説するというQ&Aの形で，本製剤に関する最新の適切な情報を提供している．さらに実臨床での応用のポイントを具体的かつ適切に理解していただくために，実際に遭遇すると思われる症例を多数呈示して，それぞれについて詳細に解説している．

　今は糖尿病患者の多くを非専門医が管理する時代である．専門医はもちろんであるが，むしろ非専門の先生方に本書を十分に活用いただいて，SGLT2阻害薬の有用性評価に役立てていただけることを願っている．

2017年1月

川崎医科大学総合内科学1 特任教授
加来浩平

CONTENTS

教えて！SGLT2阻害薬の使いかた

序 .... 加来浩平　3

◆ 第1章　SGLT2阻害薬への疑問に答えます

- Q1　SGLT2阻害薬とは，どのような薬なのですか？ ………… 金﨑啓造，古家大祐　8
- Q2　血糖降下作用の実際の程度は？ 糖毒性への影響は？
  …………………………………………… 髙垣雄太，金﨑啓造，古家大祐　13
- Q3　体重が減るのはなぜ？ 減量目的で使用してよいのですか？
  …………………………………………… 平井太郎，金﨑啓造，古家大祐　20
- Q4　お腹が空きやすくなるって本当？ ………… 髙木 晋，金﨑啓造，古家大祐　26
- Q5　血圧を改善するって本当？ ………………… 平井太郎，金﨑啓造，古家大祐　28
- Q6　脂質を改善するって本当？ ………………… 新田恭子，金﨑啓造，古家大祐　34
- Q7　結局どのような患者に適応になるの？ …… 髙木 晋，金﨑啓造，古家大祐　39
- Q8　市販されているSGLT2阻害薬の種類と違いは？
  …………………………………………… 駒井絵里，田中知明，横手幸太郎　41
- Q9　1型糖尿病患者にも使用できるのでしょうか？
  …………………………………………… 小林明菜，石川 耕，横手幸太郎　48
- Q10　適正使用に関するRecommendationはなぜ出されたのですか？
  どう考えればよいのでしょうか？ ……………………………… 加来浩平　54

◆ 第2章　SGLT2阻害薬はこう使う

- Case 1　BMI 23〜25程度の患者……瀧端正博　62
- Case 2　年齢65〜70歳程度の患者……瀧端正博　65
- Case 3　ドラッグナイーブの患者
  〜DPP-4阻害薬か？ SGLT2阻害薬か？……瀧端正博　68
- Case 4　他の糖尿病治療薬からの切り替えを検討中の患者……瀧端正博　71
- Case 5　インスリンとの併用……瀧端正博　74
- Case 6　SU薬との併用……栗原義夫　78
- Case 7　ビグアナイド薬との併用……栗原義夫　84
- Case 8　α-GI薬との併用……栗原義夫　91
- Case 9　チアゾリジン薬との併用……栗原義夫　94
- Case 10　速効型インスリン分泌促進薬（グリニド薬）との併用……栗原義夫　98
- Case 11　DPP-4阻害薬との併用……栗原義夫　101
- Case 12　GLP-1受容体作動薬との併用……瀧端正博　107
- Case 13　生活指導との相乗効果を狙いたい患者……西田　亙　111
- Case 14　これまで他の糖尿病治療薬で効果が得られなかった患者……西田　亙　117

◆ 第3章　多面的作用〜病態および糖尿病関連疾患への効果

1. 病態改善作用とその機構……金藤秀明　124
2. 心血管疾患（脳卒中含む）……田中敦史，野出孝一　128
3. 腎症……金﨑啓造，古家大祐　136
4. 肝疾患……角田圭雄　144
5. その他（がん，認知症）……馬場雄介，越坂理也，横手幸太郎　150

索引　156

執筆者一覧　158

第 1 章

SGLT2阻害薬への疑問に答えます

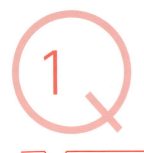

SGLT2阻害薬とは，どのような薬なのですか？

- SGLTはナトリウム（Na）とグルコースをともに細胞内に取り込む，膜輸送体タンパクです
- SGLT2阻害薬は，近位尿細管におけるグルコース再吸収を阻害し，尿中へのグルコース排泄量を増加させて血糖を低下させる薬です

1 » 細胞内に糖を取り込むしくみ：GLUTとSGLT

　グルコースを細胞内に取り込むには，細胞膜の脂質二重層を通過させる必要がある．親水性のグルコースが脂質二重膜を通過する際には，膜タンパク質である特異的輸送体（トランスポーター）を必要とする．グルコーストランスポーターにはGLUT（facilitative diffusion glucose transporter：促進拡散型グルコース輸送担体）とSGLT（sodium-glucose cotransporter：ナトリウム／グルコース共輸送体）の2つの種類が存在し，GLUTは濃度勾配に従って受動輸送するのに対し，SGLTはNaイオン（Na^+）によって濃度勾配に逆らいグルコースを能動輸送することができる．グルコースの代謝において，グルコーストランスポーターは重要な役割を担う．

2 » SGLT1とSGLT2

　健常腎において腎糸球体から濾過されたグルコースはほぼすべてが再吸収を受けるため，通常尿中にグルコースは検出されない．SGLT2は腎臓の

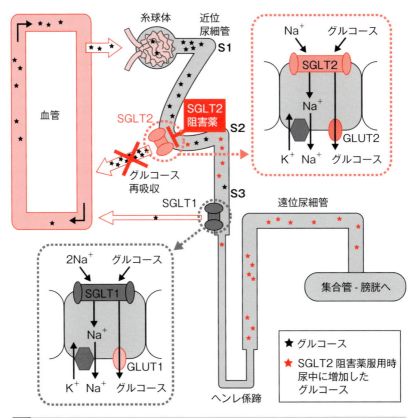

図　腎尿細管での糖再吸収とSGLT

SGLTは，グルコースをナトリウム存在下にて尿細管細胞内に取り込む．取り込まれたグルコースはナトリウム非依存性グルコース輸送体（GLUT）の働きで血中に輸送される．SGLT2阻害薬は近位尿細管S1～S2セグメントに主な発現が確認されるSGLT2を介したグルコース再吸収を競合的に阻害する．SGLT1はS3セグメントに局在するが，グルコース再吸収に占める割合は通常10％程度と少ない．

近位尿細管近位部のみに発現し，糸球体から濾過されたグルコースの約90～95％がSGLT2により再吸収される．吸収を免れた残りのグルコースはより遠位部に存在するSGLT1（腎の他には腸管にも存在する）により再吸収される（図）．SGLT1とSGLT2はグルコースに対する親和性や輸送に要するエネルギーが異なり，SGLT1は高親和性（2個のNaイオンととも

にグルコース/ガラクトースを輸送する）であり，SGLT2は低親和性（1個のNaイオンでグルコースを輸送する）である．このようにSGLT2は腎のみに発現し，かつ腎臓からのグルコース再吸収に主たる役割を担っていることから，SGLT2を阻害しグルコースを体外に排泄することにより，血糖降下作用のみならず，カロリーロスに基づく体重低下，肥満の改善が期待される．

3 》 SGLTの変異と疾病

1）SGLTの遺伝子異常を有する病態

SGLT1遺伝子変異は，腸管からの糖（グルコース，ガラクトース）の吸収ができず，高度の下痢・脱水を生じる疾患，先天性グルコース・ガラクトース吸収不全（常染色体劣性遺伝）の原因となる．SGLT2遺伝子変異は，尿糖（尿糖〜100 g/日）を呈するが，その他の明らかな健康被害はないと考えられている家族性腎性糖尿の原因となる[1,2]．

2）糖尿病におけるSGLT2

SGLTの発現は高血糖状態で増加すると考えられており，2型糖尿病患者の尿中から採取された尿細管細胞におけるSGLT2の発現と糖の取り込みは増加していることも報告されている[3]．2型糖尿病モデル動物においてもSGLT2およびGULT2の発現が亢進するとも報告されている[4]．糖尿病患者では血糖および尿糖とも高値であり，かつ尿中グルコース排泄閾値が上昇する，さらにグルコース再吸収も亢進していることにより高血糖が助長されていると考えられる．

4 》 腎におけるグルコースの出納とSGLT2阻害薬

1）腎臓におけるグルコースの再吸収

健常人では血清中のグルコース約180 g/日が糸球体で濾過され，近位尿細管のSGTL2とSGLT1を介してほぼ100％再吸収されるため，通常尿中にグルコースは検出されない．高血糖状態（血糖160〜180 mg/dL以上）

では，排泄されたグルコース量が近位尿細管における最大再吸収閾値を凌駕し，尿中にグルコースが出現する．

2）SGLT2阻害薬：インスリン非依存的血糖低下作用

　SGLT2は腎近位尿細管近位部に局在し，糸球体濾過を受けたグルコースのほとんどはSGLT2により再吸収されることは，すでに述べた．SGLT2阻害薬によるSGLT2を介したグルコース再吸収の阻害は，尿中へのグルコースの強制的排泄により血糖を低下させる効果をもつと同時に，尿糖排泄閾値低下作用を有することも示されている．SGLT2阻害薬による尿中へのグルコース排泄量は，濾過される尿糖量を規定する因子，つまり，腎機能および血糖値に依存すると考えられる．高用量イプラグリフロジン頻回投与後，糖尿病患者において90 g/日のブドウ糖が尿中に排泄されるのに比し，健常者においては59 g/日の排泄にとどまる[2]．興味深いことに健常者においてSGLT2阻害薬投与が惹起する尿糖排泄は55〜70 g/日程度に過ぎず，糸球体濾過グルコース量（約180 g/日）の約30％〜40％に過ぎない．一方，健常者63名にカナグリフロジン（10〜800 mg）投与した第Ⅰ相試験では，尿糖排泄閾値はカナグリフロジン投与量増加に伴って低下し，60 mg/dLにまで低下したと報告もされている[5]．一方，SGLT2阻害薬は高血糖が顕著でない症例，腎機能低下症例においては効果が十分に発揮できない可能性がある．イプラグリフロジン投与症例では，eGFRが20 mL/分/1.73mm^{2}低下するごとに尿糖排泄は15 g/日低下，空腹時血糖に関しては10 mg/dL増加するごとに尿糖排泄は7 g/日増加した[6]．

3）インスリン非依存的血糖降下作用を有するはじめての血糖降下薬

　今までの糖尿病治療薬（血糖降下薬）はインスリン投与，インスリン分泌促進薬，インスリン感受性改善薬，インスリン分泌と血糖上昇を同期させるなど，血糖降下作用発揮にインスリンの作用を必要とした．しかしながらSGLT2阻害薬に関しては，インスリンの作用から血糖降下作用は完全に独立している．ゆえに，これまでの臨床試験では健常人への単独投与においても低血糖は報告されておらず，糖尿病症例に対する単独投与による低血糖頻度はプラセボ群と変わらないとされている．このように，インス

リン抵抗性やインスリン分泌能の影響を受けないため，既存の多くの血糖降下薬と併用することにより相加的血糖降下作用が期待される．これはSGLT2阻害薬の魅力でもあるが，併用時相互作用により低血糖が遷延する可能性も有する．また，インスリン作用不全が顕著な症例でも見かけ上血糖値が比較的低いにもかかわらずケトーシスを呈する症例が観察されることもありうる．

参考文献
1) Tahrani AA, et al : SGLT inhibitors in management of diabetes. Lancet Diabetes Endocrinol, 1 : 140-151, 2013
2) Kurosaki E & Ogasawara H : Ipragliflozin and other sodium-glucose cotransporter-2 (SGLT2) inhibitors in the treatment of type 2 diabetes: preclinical and clinical data. Pharmacol Ther, 139 : 51-59, 2013
3) Rahmoune H, et al : Glucose transporters in human renal proximal tubular cells isolated from the urine of patients with non-insulin-dependent diabetes. Diabetes, 54 : 3427-3434, 2005
4) Vallon V, et al : Knockout of Na-glucose transporter SGLT2 attenuates hyperglycemia and glomerular hyperfiltration but not kidney growth or injury in diabetes mellitus. Am J Physiol Renal Physiol, 304 : F156-F167, 2013
5) Sha S, et al : Canagliflozin, a novel inhibitor of sodium glucose co-transporter 2, dose dependently reduces calculated renal threshold for glucose excretion and increases urinary glucose excretion in healthy subjects. Diabetes Obes Metab, 13 : 669-672, 2011
6) Ferrannini E, et al : Renal glucose handling: impact of chronic kidney disease and sodium-glucose cotransporter 2 inhibition in patients with type 2 diabetes. Diabetes Care, 36 : 1260-1265, 2013

＜金﨑啓造，古家大祐＞

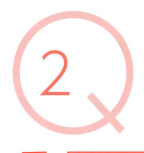

血糖降下作用の実際の程度は？糖毒性への影響は？

- SGLT2阻害薬は良好な血糖降下作用がおおむね薬剤間の差がなく認められています
- 今までの薬剤と異なり，インスリン作用非依存的であるため，インスリンの作用に依存した他薬剤との併用でも良好な血糖降下作用が認められています
- 作用機序から，糖毒性の抑制・解除にも一翼を担うことが期待されます

1 》SGLT2阻害薬の作用

　SGLTはSLC（solute carrier）5Aファミリーに属するナトリウム共役能動性糖輸送体であり，SGLT1～SGLT6のアイソフォームが存在する．SGLT1は主に小腸に存在しグルコース・ガラクトースに高親和性の輸送体であり，小腸以外には腎臓，心臓および気管に存在し，尿糖再吸収の約10％の役割を担う．SGLT2はグルコースに対して低親和性の糖輸送体であり，近位尿細管に存在する[1]．SGLT2阻害薬を使用すると尿中にグルコースを55～70 g/日程度排泄する．SGLT2阻害薬は従来の血糖降下薬とは異なり，インスリン非依存的な機序で血糖降下作用を有する薬剤であり，既存のどの薬剤とも併用可能で相加効果が期待される．SGLT2阻害薬を使用することで糖毒性が解除され，膵β細胞でのインスリン分泌能の改善，肝・筋肉・脂肪細胞でのグルコース取り込みが増加するというようなインスリン抵抗性改善にも寄与すると考えられている．

2 » 各製剤の血糖効果作用に関する臨床試験成績

現在，発表されているSGLT2阻害薬の主な第Ⅲ相試験成績を示す（表）．

1）イプラグリフロジン

Fonsecaらによってメトホルミン（1,500 mg/日）・プラセボを対照群としてイプラグリフロジンを4種の用量（12.5，50，150，300 mg/日）で12週

表　SGLT2阻害薬の主な第Ⅲ相試験成績の一覧

SGLT2阻害薬	参考文献	人数	期間（週間）	方法	対照群	アウトカム（HbA1c（%））
イプラグリフロジン	Fonseca et al.[2]	411	12	二重盲検	プラセボ，メトホルミン	$-0.49 \sim -0.81$
	Lu et al.[3]	170	24	二重盲検	プラセボ	-0.94
	Kashiwagi et al.[4]	129	16	二重盲検	プラセボ	-0.76
ダパグリフロジン	Mathieu et al.[5]	320	24	二重盲検	プラセボ	-0.82
	Weber et al.[6]	449	12	二重盲検	プラセボ	-0.63
	Jabbour et al.[7]	432	24	二重盲検	プラセボ	-0.8
ルセオグリフロジン	Sakai et al.[8]	1,031	52	二重盲検	プラセボ	$-0.37 \sim -0.71$
	Seino et al.[9]	158	24	二重盲検	プラセボ	-0.63
トホグリフロジン	Tanizawa et al.[10]	194	52	非盲検ランダム比較	プラセボ	$-0.66 \sim -0.67$
	Kaku et al.[11]	235	24	二重盲検	プラセボ	$-0.797 \sim -1.017$
カナグリフロジン	Forst et al.[12]	342	26	二重盲検	プラセボ	$-0.89 \sim -1.03$
			52			$-0.92 \sim -1.03$
	Stenlöf et al.[13]	584	26	二重盲検	プラセボ	$-0.77 \sim -1.03$
	Cefalu et al.[14]	1,450	52	二重盲検	グリメピリド	$-0.82 \sim -0.93$
エンパグリフロジン	Häring et al.[15]	637	24	二重盲検	プラセボ	$-0.70 \sim -0.77$
	Zinman et al.[16]	7,020	12	二重盲検	プラセボ	$-0.54 \sim -0.60$
			94			$-0.42 \sim -0.47$
			206			$-0.24 \sim -0.36$

投与する二重盲検試験が行われている．ベースラインからのHbA1cの平均低下値はイプラグリフロジン群では用量依存的に－0.49～－0.81％，メトホルミン群では－0.72％であった[2]．同試験ではイプラグリフロジン50 mg/日以上の内服でメトホルミン治療群に比較してHbA1cは有意に低下を認めた．

　Luらはメトホルミン（≧1,500 mg/日）に加えてイプラグリフロジン（50 mg）を追加し24週間観察を行った．HbA1cはプラセボ群では0.47％の減少であったのに対して，イプラグリフロジン投与では0.94％の減少を認めた．また空腹時血糖（fasting plasma glucose：FPG）はプラセボ群と比較して14.1 mg/dLの減少を認めた[3]．

　日本人を対象にした検討として，Kashiwagiらはイプラグリフロジン投与群（50 mg/日）でHbA1cが0.76％減少することを報告している（プラセボ群で0.54％の増加）[4]．同試験ではFPGはイプラグリフロジン群で45.8 mg/dLの減少を認めた．

2）ダパグリフロジン

　Mathieuらはメトホルミン（≧1,500 mg），サキサグリプチン（5 mg/日）にダパグリフロジン（10 mg/日）を加えることでHbA1cが0.82％減少したと報告した（プラセボ群は0.10％減少）．また，同試験ではFPG，食後2時間血糖についても検討が行われており，プラセボ群と比較してそれぞれ28，36 mg/dLの減少を認めた[5]．

　Weberらはダパグリフロジン（10 mg/日）投与で0.63％のHbA1c低下を報告している（プラセボ群は0.02％低下）[6]．

　Jabbourらはメトホルミン（≧1,500 mg/日），シタグリプチン（100 mg/日）にダパグリフロジン（10 mg/日）を追加することでHbA1c 0.8％，FPG 24.1 mg/dLの減少を報告している[7]．

3）ルセオグリフロジン

　ルセオグリフロジン（2.5 mg/日）の52週間投与を行ったSakaiらの検討では，BMIにより5群（＜22.5，≧22.5 to ＜25，≧25 to ＜27.5，≧27.5 to ＜30，≧30）に分けて比較が行われており，BMIに比例してHbA1cの低下を認めた（－0.37～－0.71％）．FPGに関しても同様の傾向があり，

14.5〜20.4 mg/dLの減少を認めた[8]．

　Seinoらの検討では24週間のルセオグリフロジン（2.5 mg/日）投与でHbA1c 0.63％，FPG 28.3 mg/dL，食後2時間時血糖（postprandial plasma glucose：PPG）は55.8 mg/dLの減少（プラセボ群ではHbA1c 0.13％の増加，FPG 0.8 mg/dLの減少，PPG 1.1 mg/dLの増加）を認めた[9]．

4）トホグリフロジン

　Tanizawaらによる報告ではトホグリフロジン（20 mg/日もしくは40 mg/日）の単独治療もしくは他の経口血糖降下薬との併用療法を52週間実施した．HbA1cは単独療法で20 mg/日，40 mg/日群でそれぞれ0.67％，0.66％の低下，併用療法群でそれぞれ0.71％，0.93％の低下を認めた[10]．

　Kakuらはトホグリフロジンを10 mg/日，20 mg/日，40 mg/日投与群に分け24週間投与し検討を行った．HbA1cはそれぞれ0.797，1.017，0.870％の低下（プラセボ群では0.028％の低下），FPGはそれぞれ31.868，35.899，32.327 mg/dLの低下（プラセボ群では8.561 mg/dLの低下），PPGはそれぞれ63.5，71.0，60.2 mg/dL低下（プラセボ群では3.33 mg/dLの低下）を認めた[11]．

5）カナグリフロジン

　Forstらはカナグリフロジンを100 mg/日，300 mg/日投与の2群に分け，26週および52週に評価を行った．HbA1cは26週時点でそれぞれ0.89，1.03％の低下（プラセボ群では0.26％の低下），52週時点でそれぞれ0.92，1.03％の低下を，FPGは26週時点でそれぞれ29.4，35.7 mg/dLの低下，52週時点でそれぞれ26.7，31.5 mg/dLの低下を認めた[12]．

　Stenlöfらはカナグリフロジンを100 mg/日，300 mg/日投与の2群に分け，26週でそれぞれ0.77，1.03％ HbA1cが低下，FPGはそれぞれ27，34.1 mg/dL低下（プラセボ群は9 mg/dL増加），またPPGはそれぞれ43.1，59.4 mg/dL低下（プラセボ群では5.3 mg/dLの増加）したと報告した[13]．

　Cefaluらはメトホルミン（≧2,000 mg/日，減量が必要な場合≧1,500 mg/日）に加え，カナグリフロジンを100 mg/日，300 mg/日投与，対照群としてグリメピリド（6〜8 mg/日まで増量可能）を投与し比較検討を

行った．HbA1cはそれぞれ0.82, 0.93, 0.81％の低下であり，カナグリフロジン100 mg/日投与はグリメピリド投与に対して非劣勢，カナグリフロジン300 mg/日投与はグリメピリド投与に対して優位性が示された．FPGに関してはそれぞれ24.3, 27.3, 18.3 mg/dL低下し，カナグリフロジン両群ともにグリメピリドに対して優位性が示された．また重症低血糖の頻度に関してはカナグリフロジン両群ともに1％未満で，グリメピリド群の3％に対し優位に低下した[14]．

6）エンパグリフロジン

Häringらはメトホルミン（≧1,500 mg/日）に加えてエンパグリフロジン10 mg/日，25 mg/日を24週間投与した．HbA1cはそれぞれ0.70, 0.77％の低下（プラセボ群では－0.13％），FPGはそれぞれ19.9, 22.3 mg/dL低下（プラセボ群は6.3 mg/dL増加），PPGはそれぞれ45.9, 44.4 mg/dL低下（プラセボ群では5.9 mg/dLの増加）したと報告した[15]．

Zinmanらはエンパグリフロジン10 mg/日，25 mg/日を投与し検討を行い，HbA1cは12週時点でそれぞれ0.54, 0.60％低下，94週時点で0.42, 0.47％低下，206週時点で0.24, 0.36％の低下を認めた[16]．

3 >> 糖毒性への影響

糖毒性（"高血糖"毒性）の本体が何にあるかの全体像は明らかではないが，持続的高血糖の存在がインスリン抵抗性の増悪，膵臓β細胞不全を誘導することに異論はないものと考えられる．SGLT2阻害薬はインスリン非依存的機序により血糖降下作用を発揮するため，糖毒性の抑制や解除を容易にできる可能性がある．実際，Merovciらの報告ではダパグリフロジンにより2型糖尿病症例において筋肉におけるインスリン抵抗性が改善したと報告している[17]．また，db/dbマウスにおいてSGLT2欠損はβ細胞保護効果を発揮し，細胞量が60％増加したと報告されている[18]．同様のβ細胞保護効果はエンパグリフロジン投与zucker diabetic fatty ratにおいても認められている[19]．ただし，β細胞保護に関してヒトを対象とした十分な根拠は確立していない．

4 おわりに

　SGLT2阻害薬の血糖降下作用に関して，第Ⅲ相試験の結果を一部紹介した．いくつかの研究では他の経口血糖降下薬と血糖降下作用において同程度の結果が示されているだけでなく，グリメピリドと比較した検討ではその低血糖リスクの低さが示された[14]．また，現在，Ridderstråleらによってメトホルミン（≧1,500 mg/日）でコントロール不良例に対する第二選択薬としてエンパグリフロジン（25 mg/日）とグリメピリド（1〜4 mg/日）について4年間の比較検討が進められており，その結果も待たれるところである（Clinical Trials.gov identfilter：NCT01167881）.

参考文献

1) Shibazaki T, et al : KGA-2727, a novel selective inhibitor of a high-affinity sodium glucose cotransporter (SGLT1), exhibits antidiabetic efficacy in rodent models. J Pharmacol Exp Ther, 342 : 288-296, 2012
2) Fonseca VA, et al : Active- and placebo-controlled dose-finding study to assess the efficacy, safety, and tolerability of multiple doses of ipragliflozin in patients with type 2 diabetes mellitus. J Diabetes Complications, 27 : 268-273, 2013
3) Lu CH, et al : Efficacy, safety, and tolerability of ipragliflozin in Asian patients with type 2 diabetes mellitus and inadequate glycemic control with metformin: Results of a phase 3 randomized, placebo-controlled, double-blind, multicenter trial. J Diabetes Investig, 7 : 366-373, 2016
4) Kashiwagi A, et al : Ipragliflozin improves glycemic control in Japanese patients with type 2 diabetes mellitus: the BRIGHTEN study. Diabetol Int, 6 : 8-18, 2015
5) Mathieu C, et al : Randomized, Double-Blind, Phase 3 Trial of Triple Therapy With Dapagliflozin Add-on to Saxagliptin Plus Metformin in Type 2 Diabetes. Diabetes Care, 38 : 2009-2017, 2015
6) Weber MA, et al : Blood pressure and glycaemic effects of dapagliflozin versus placebo in patients with type 2 diabetes on combination antihypertensive therapy: a randomised, double-blind, placebo-controlled, phase 3 study. Lancet Diabetes Endocrinol, 4 : 211-220, 2016
7) Jabbour SA, et al : Dapagliflozin is effective as add-on therapy to sitagliptin with or without metformin: a 24-week, multicenter, randomized, double-blind, placebo-controlled study. Diabetes Care, 37 : 740-750, 2014
8) Sakai S, et al : Efficacy and Safety of the SGLT2 Inhibitor Luseogliflozin in Japanese Patients With Type 2 Diabetes Mellitus Stratified According to Baseline Body Mass Index: Pooled Analysis of Data From 52-Week Phase III Trials. Clin Ther, 38 : 843-862.e9, 2016
9) Seino Y, et al : Efficacy and safety of luseogliflozin as monotherapy in Japanese patients with type 2 diabetes mellitus: a randomized, double-blind, placebo-controlled, phase 3 study. Curr Med Res Opin, 30 : 1245-1255, 2014
10) Tanizawa Y, et al : Long-term safety and efficacy of tofogliflozin, a selective inhibitor of sodium-glucose cotransporter 2, as monotherapy or in combination with other oral antidiabetic agents in Japanese

patients with type 2 diabetes mellitus: multicenter, open-label, randomized controlled trials. Expert Opin Pharmacother, 15 : 749-766, 2014

11) Kaku K, et al : Efficacy and safety of monotherapy with the novel sodium/glucose cotransporter-2 inhibitor tofogliflozin in Japanese patients with type 2 diabetes mellitus: a combined Phase 2 and 3 randomized, placebo-controlled, double-blind, parallel-group comparative study. Cardiovasc Diabetol, 13 : 65, 2014

12) Forst T, et al : Efficacy and safety of canagliflozin over 52 weeks in patients with type 2 diabetes on background metformin and pioglitazone. Diabetes Obes Metab, 16 : 467-477, 2014

13) Stenlöf K, et al : Efficacy and safety of canagliflozin monotherapy in subjects with type 2 diabetes mellitus inadequately controlled with diet and exercise. Diabetes Obes Metab, 15 : 372-382, 2013

14) Cefalu WT, et al : Efficacy and safety of canagliflozin versus glimepiride in patients with type 2 diabetes inadequately controlled with metformin (CANTATA-SU): 52 week results from a randomised, double-blind, phase 3 non-inferiority trial. Lancet, 382 : 941-950, 2013

15) Häring HU, et al : Empagliflozin as add-on to metformin in patients with type 2 diabetes: a 24-week, randomized, double-blind, placebo-controlled trial. Diabetes Care, 37 : 1650-1659, 2014

16) Zinman B, et al : Empagliflozin, Cardiovascular Outcomes, and Mortality in Type 2 Diabetes. N Engl J Med, 373 : 2117-2128, 2015

17) Merovci A, et al : Dapagliflozin improves muscle insulin sensitivity but enhances endogenous glucose production. J Clin Invest, 124 : 509-514, 2014

18) Jurczak MJ, et al : SGLT2 deletion improves glucose homeostasis and preserves pancreatic beta-cell function. Diabetes, 60 : 890-898, 2011

19) Hansen HH, et al : The sodium glucose cotransporter type 2 inhibitor empagliflozin preserves β-cell mass and restores glucose homeostasis in the male zucker diabetic fatty rat. J Pharmacol Exp Ther, 350 : 657-664, 2014

<髙垣雄太, 金﨑啓造, 古家大祐>

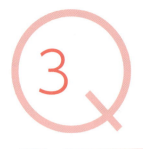

体重が減るのはなぜ？減量目的で使用してよいのですか？

- 投与初期の体重減少は利尿促進による体液量減少がもたらす効果です
- 持続的な体重減少効果は尿糖排泄に伴うカロリーロスによると考えられます
- 本剤における体重減少は副次的な効果．減量に重要なのは食事運動療法です

1》SGLT2阻害薬による体重減少効果

　これについてはAnswerに示したようにSGLT2阻害薬投与初期の体重減少効果は体液量減少に伴うものであり，その後の持続的な体重減少効果に関しては尿糖排泄によりカロリーロスが持続することによると現時点では考えられている[1]．

　では，なぜそのように考えられるようになったかをここで概説していく．

1）SGLT2阻害薬投与による体液量減少について

　SGLT2阻害薬はその名の通り，sodium-gulcose co-transporter 2を阻害する薬剤であるので尿糖排泄と同時に尿中へのナトリウム（Na）排泄も引き起こすことになる．この作用によって利尿薬に類似した効果を示すことが過去に報告されている[2,3]．ダパグリフロジン（フォシーガ®）を使用し，投与開始12週までの体重，血圧，eGFR，Ht，Hbを検討した研究[2]ではダパグリフロジン投与群，サイアザイド系利尿薬（ヒドロクロロチアジド）投与群はコントロール群と比較し，特に投与開始4週目頃までに，体

重減少，血圧降下作用が認められたが，同時にダパグリフロジン投与群では一過性のeGFR低下，Ht上昇，Hb上昇が認められた（図1）[2]．これらの結果は近位尿細管S1セグメントに存在するSGLT2からのNa再吸収が低下したことにより，体液量が減少し，脱水所見を呈したものであると解釈できる．

また別の研究[3]ではカナグリフロジン（カナグル®）300 mg投与群とプラセボ群で投与後12週での循環血漿量を比較しており，カナグリフロジンが本邦での通常投与量の3倍という相違点はあるものの，カナグリフロジン投与群では最初の1週間で血漿量が約5％減少し，その後12週目まではほとんど減少していないという結果であった．これまでに紹介した2つの研究結果からは，尿中Na排泄に伴う体液量減少作用はSGLT2阻害薬投与後1～4週の間に確認されており，投与初期は特に脱水が起きやすいといえる．

2）SGLT2阻害薬投与とエネルギー摂取量の関係

この関係性についてはエンパグリフロジン投与開始後90週にわたる体重変動とカロリー摂取量の変化を観察した研究を示す．結果として体重推移は図2[4]のように示された．男女間に若干の性差はあるものの，どちらも24週までは約3～4 kgの体重減少を認めていたが，それ以降は体重減少の変化が横ばいになっている．仮にエネルギー摂取による影響が変化なかった場合に期待される体重減少は点線のグラフだが，実際の推移とは大きく異なる．

またここでエネルギー摂取量をみてみると明らかに同様の時期（24週頃）より摂取カロリー量が増加しており，体重減少率が期待値より抑制されているのは，カロリー摂取量の増加が寄与していることがわかる．摂取カロリーの増加に関しては尿中への排泄エネルギー量が増加したことによるフィードバックで同化反応（食欲増進や炭水化物摂取増加）を起こそうとすることが原因と考えられる[4]．これらのことからつまり，SGLT2阻害薬投与開始2～3カ月後以降の体重減少については尿中排泄カロリーと摂取カロリーのバランスに依存しているといえるだろう．

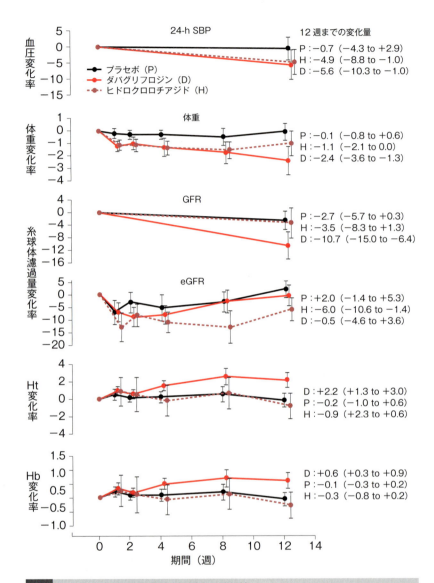

図1 投与初期における体重減少と脱水の関係性

文献2より引用

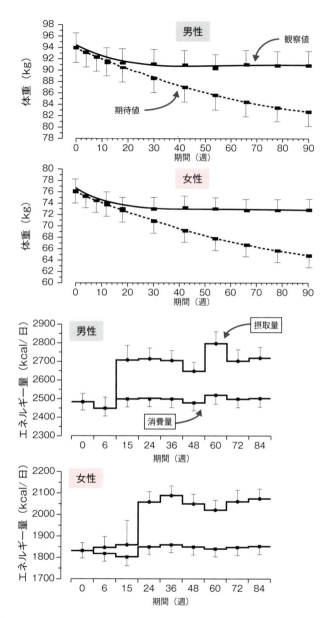

図2　SGLT 2阻害薬投与後の体重減少とエネルギー摂取量の関係性

文献4より引用

2 》SGLT2阻害薬の体重減少効果におけるpit fall

インスリン非依存的な血糖降下作用に加えて体重減少の効果も有しているSGLT2阻害薬は非常に有用な薬剤である．しかしながらこの体重減少の効果にはいくつか落とし穴がある．以下にそれを示す．

Pit fall ① 筋肉量の減少

SGLT2阻害薬の血糖降下作用はインスリン非依存的であり，また糖新生抑制を介するわけでもない．つまり代償的に糖新生を体が要求してくる状況になりうる．その場合には糖新生へ筋肉からアミノ酸を供給することになり，その結果，筋肉量減少（いわゆるサルコペニア）をきたすことがしばしばある．特に高齢者においてはサルコペニアをきたしやすく，より一層注意が必要である．そのため当施設ではSGLT2阻害薬投与開始前にはInBodyにて筋肉量測定を行い，レジスタンス運動の指導も同時に実施するようにしている．

Pit fall ② 食事療法への意識低下

最初に示したように投与初期には，脱水による体重減少効果があるため，

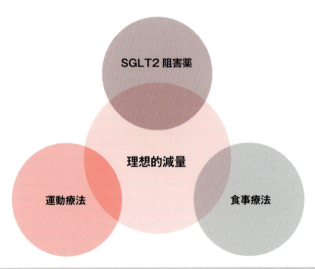

図3　理想的減量に必要な3つの要素

その反動ですぐにカロリー摂取が過剰になってしまうケースもしばしばある．

「薬を飲めば，体重が減る」という考えが先に来てしまうと，カロリー摂取が過剰になり，その結果体重が反動的に増加してしまう．これを予防するために，やはり食事療法が前提にあったうえで，SGLT2阻害薬の体重減少効果について患者に説明していくべきであろう．

3 》 まとめ

SGLT2阻害薬には確かに体重減少の効果があるものの，それにはいくつかの落とし穴もあり，やはり運動療法（特にレジスタンス運動），食事療法が重要であることを再認識する必要がある．SGLT2阻害薬，運動療法，食事療法の3つがうまくバランスをとれると，理想的な体重減少効果が得られると考えられる（図3）．

参考文献

1) Scheen AJ : SGLT2 Inhibitors: Benefit/Risk Balance. Curr Diab Rep, 16 : 92, 2016
2) Lambers Heerspink HJ, et al : Dapagliflozin a glucose-regulating drug with diuretic properties in subjects with type 2 diabetes. Diabetes Obes Metab, 15 : 853-862, 2013
3) Sha S, et al : Effect of the sodium glucose co-transporter 2 inhibitor canagliflozin on plasma volume in patients with type 2 diabetes mellitus. Diabetes Obes Metab, 16 : 1087-1095, 2014
4) Ferrannini G, et al : Energy Balance After Sodium-Glucose Cotransporter 2 Inhibition. Diabetes Care, 38 : 1730-1735, 2015
5) Ferrannini E, et al : The threshold shift paradigm of obesity: evidence from surgically induced weight loss. Am J Clin Nutr, 100 : 996-1002, 2014

＜平井太郎，金﨑啓造，古家大祐＞

 お腹が空きやすくなるって本当？

 可能性はあります．特に他の糖尿病治療薬との併用時に低血糖を起こした場合に空腹感を感じやすくなります．人においても動物モデルにおいてもSGLT2阻害薬投与から数カ月後に摂取カロリーが増加し，リバウンドを認めるケースが報告されており（p.23 第1章Q3図2も参照），空腹感による食事量増加が疑われていますが，科学的な検証は行われていません

1 》 空腹感と低血糖

　空腹感を自覚しているということは，すなわち体が食事によるエネルギー摂取を必要としている状態であることを意味しているが，医学的に言い換えれば『低血糖』をきたしているといえる．低血糖時，体内におけるインスリン分泌は急速に抑制され，カテコラミンやグルカゴンといったカウンターホルモンが分泌される．同時に空腹感を覚え食事を摂ることで血糖を上昇させる．その結果，低血糖を離脱すると空腹感は改善される．

2 》 糖尿病治療薬の性質と低血糖

　糖尿病患者においてはインスリン作用不全ないしは分泌不全により高血糖状態となる．そのため現在の糖尿病治療はインスリン抵抗性改善・分泌促進による血糖改善を目的としているが，往々にして過剰となり低血糖をきたすことがある．

理論上はあらゆる血糖降下薬で低血糖を起こしえるが，SU薬やグリニド系といったインスリン分泌促進薬や，インスリン療法では低血糖のリスクが高い．低血糖は心血管系や脳に大きな負担をかけるため，本邦では比較的低血糖を起こしにくいビグアナイド系や，DPP4阻害薬が選択されることが多い．

3》SGLT2阻害薬の低血糖リスク

　SU薬やインスリンに比べれば，SGLT2阻害薬は単独での重症低血糖のリスクは少ないと考えられている．ただし，『インスリン分泌に依存しない』血糖降下作用を有している点において従来の血糖降下薬と一線を画しており，SU薬やインスリンなど他の治療と併用する場合には低血糖に注意するべきである．特に，新たにインスリン療法中にSGLT2阻害薬を追加する場合にはインスリンを適切に減量することで低血糖の頻度を減らしたとの報告もあり[1]．将来的には1型糖尿病への適応なども期待されている．

　これらの点から，SGLT2阻害薬で空腹を感じやすくなる可能性はあり，専門医による慎重な処方が望ましいといえる．

参考文献
1) Tang H, et al : Sodium-glucose co-transporter 2 inhibitors in addition to insulin therapy for management of type 2 diabetes mellitus: A meta-analysis of randomized controlled trials. Diabetes Obes Metab, 19 : 142-147, 2017
2) Monica Reddy RP & Inzucchi SE : SGLT2 inhibitors in the management of type 2 diabetes. Endocrine, 53 : 364-372, 2016

＜髙木　晋，金﨑啓造，古家大祐＞

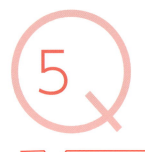

血圧を改善するって本当？

- SGLT2阻害薬投与により血圧改善を示した研究結果が多数報告されています[1-4]
- 降圧機序はいくつか考えられていますが，いまだ完全には解明されていません

1》SGLT2阻害薬の降圧効果

　血圧は心拍出量と末梢血管抵抗により規定されている．また血圧にかかわる代表的な調節経路としてRAA系（レニン–アンギオテンシン–アルドステロン系）などが知られている．

　この項では新規経口血糖降下薬であるSGLT2阻害薬が血圧改善を示した研究，報告を示しながら，なぜ本薬剤にそのような降圧効果があるのかを検討していきたい．

1）SGLT2阻害薬の降圧効果は実際どの程度なのか？

　まずはSGLT2阻害薬の血圧に与える影響について，27のRCTを用いたメタ解析研究があるので紹介したい[1]．この結果ではSGLT2阻害薬投与は有意差をもって，降圧効果を認めた．SBP（収縮期血圧）では−4.0 mmHg（95％CI：−4.4〜−3.5）の血圧低下を認め，これはSGLT2阻害薬投与群とプラセボ群を比較した研究，SGLT2阻害薬投与群とその他の経口血糖降下薬剤と比較した研究，どちらにおいても同様の結果であり，製剤ごとにおいても−4 mmHg程度の降圧効果が得られていた（図1）[1]．またカナグリフロジンのみ用量依存性にSBP低下効果が認められた（ただし本邦では

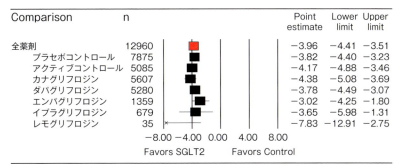

図1 SGLT2阻害薬投与における収縮期血圧への影響

文献1より引用

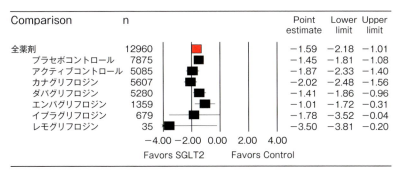

図2 SGLT2阻害薬投与における拡張期血圧への影響

文献1より引用

現段階で100 mg 1回1錠 1日1回の使用のみ保険適用となっている）．

次にDBP（拡張期血圧）についてはbaselineから－1.6 mmHg（95％ CI：－1.9〜－1.3）の低下が認められた（図2）．

2）SGLT2阻害薬はどのようにして血圧降下作用をもたらすのか？

SGLT2阻害薬がもたらす降圧については以下のような機序が考えられている．

① 浸透圧利尿，循環血漿量減少に伴う降圧作用

　SGLT2はグルコースとナトリウムイオン（Na^+）を同時に近位尿細管S1セグメントにおいて再吸収する共輸送体タンパクである．これを阻害することで，ネフロン1個体における塩分再吸収量は減少する．また尿中のグルコース量が増加することで，浸透圧利尿作用により利尿薬に似た作用も併せもっている．ただし，尿中Na排泄効果は投与後13週頃まではプラセボ群に比較して有意に増加するが，それ以降は正常化するという特徴をもっている[2]．

　また体重減少の項（**p.20 第1章Q3**）でも示されている通り，SGLT2阻害薬投与初期（開始～12週頃まで）の体重減少は体液量減少に起因するものとされており，この体液量減少と血圧変化との関係を観察した研究はいくつかある．それらの研究[3,4]ではSGLT2阻害薬投与開始後約12週目までは体液量，体重減少，血圧低下がすべて認められるものの，12週目を超えると体液量減少は乏しく，血圧低下のみ認められる．これらのことからSGLT2阻害薬投与後12～13週頃までの降圧効果は体液量減少，尿中Na排泄の関与によるが，それ以降の降圧効果についてはまた別の機序があると考えられる[5]．

② 尿細管糸球体フィードバック機構による降圧効果

　①で示した浸透圧利尿，Na利尿による降圧が起こることに対してここで1つの疑問が生じる．このときにRAA（レニン-アンギオテンシン-アルドステロン）系はどのように機能しているかということだ．体液量減少時，また高血糖時には，それに対する反応としてRAA系が亢進し代償的に血圧上昇が起きるのではないだろうか．

　ただし，ここで重要になってくるのが尿細管糸球体フィードバック機構（tubuloglomerular feedback：TGF）である．

　SGLT2阻害薬を投与した場合，**図3**に示すように，SGLT2で再吸収されずにヘンレループの上行脚まで到達したNa^+をマクラデンサ（緻密斑）が感知して，輸入細動脈の収縮を起こし，糸球体への血流を減少させ糸球体負荷減少に働く．つまりRAA系の作用をキャンセルしてくれる機構が働くと考えられている[6,7]．

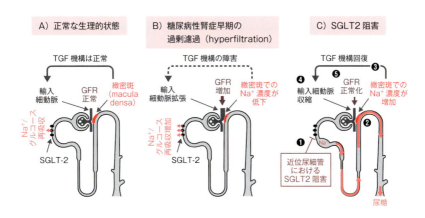

図3 SGLT2阻害薬において想定される尿細管糸球体フィードバック機構

文献6より引用

③ 腎保護による降圧効果

　長期的な面での降圧効果をみると，糖尿病性腎症の進展抑制，腎機能低下の抑止が血圧改善につながると考えられる．これは②で示したようにTGF機構の改善や高血糖改善による糸球体硬化が改善する可能性などがいわれている[5]．

　基礎実験においてはSGLT2阻害薬が腎臓における組織学的な病変を改善したとの報告がいくつかある[8,9]．ただしSGLT2ノックアウトマウスにおいて，高血糖と糸球体過剰濾過は改善したものの腎の線維化を抑制できなかったという報告もあり[10]，SGLT2阻害薬が糖尿病患者の腎機能に与える影響というのはまだまだ検討が必要である．

④ 動脈硬化進展抑制による降圧効果

　長期的な降圧効果については，動脈硬化の進展抑制が関与しているともいわれている．

　1型糖尿病患者において，エンパグリフロジン投与により動脈硬化（脈波速度測定により判定）が改善した研究がある[11]．この結果からは動脈硬化を抑制することで末梢血管抵抗は改善し，血圧低下につながると考えられる．ただし，なぜ動脈硬化が改善するかはいまだはっきりしていない．

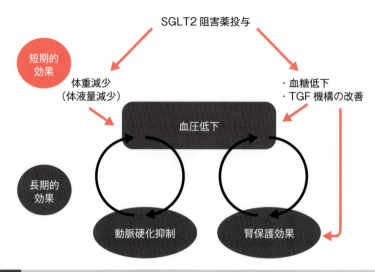

図4 想定されるSGLT2阻害薬が血圧に与える影響

2》まとめ

多くの研究において，SGLT2阻害薬投与にて確かに降圧効果は確認されているものの，短期的な面からと長期的な面からとでは降圧の作用機序も異なってくることがこれまでの研究からは示唆された（図4）．降圧機序の解明，降圧が与える長期的な予後については今後も検討が必要である．

参考文献

1) Baker WL, et al : Effects of sodium-glucose co-transporter 2 inhibitors on blood pressure: a systematic review and meta-analysis. J Am Soc Hypertens, 8 : 262-275.e9, 2014
2) Komoroski B, et al : Dapagliflozin, a novel, selective SGLT2 inhibitor, improved glycemic control over 2 weeks in patients with type 2 diabetes mellitus. Clin Pharmacol Ther, 85 : 513-519, 2009
3) Tikkanen I, et al : EMPA-REG BP Investigators. Empagliflozin reduces blood pressure in patients with type 2 diabetes and hypertension. Diabetes Care, 38 : 420-428, 2015
4) Sha S, et al : Effect of the sodium glucose co-transporter 2 inhibitor canagliflozin on plasma volume in patients with type 2 diabetes mellitus. Diabetes Obes Metab, 16 : 1087-1095, 2014
5) Maliha G & Townsend RR : SGLT2 inhibitors: their potential reduction in blood pressure. J Am Soc Hypertens, 9 : 48-53, 2015
6) Cherney DZ, et al : Renal hemodynamic effect of sodium-glucose cotransporter 2

inhibition in patients with type 1 diabetes mellitus. Circulation, 129 : 587-597, 2014

7) Thomson SC, et al : Acute and chronic effects of SGLT2 blockade on glomerular and tubular function in the early diabetic rat. Am J Physiol Regul Integr Comp Physiol, 302 : R75-83, 2012

8) Nagata T, et al : Tofogliflozin, a novel sodium-glucose co-transporter 2 inhibitor, improves renal and pancreatic function in db/db mice. Br J Pharmacol, 170 : 519-531, 2013

9) Terami N, et al : Long-term treatment with the sodium glucose cotransporter 2 inhibitor, dapagliflozin, ameliorates glucose homeostasis and diabetic nephropathy in db/db mice. PLoS One, 9 : e100777, 2014

10) Vallon V, et al : Knockout of Na-glucose transporter SGLT2 attenuates hyperglycemia and glomerular hyperfiltration but not kidney growth or injury in diabetes mellitus. Am J Physiol Renal Physiol, 304 : F156-167, 2013

11) Cherney DZ, et al : The effect of empagliflozin on arterial stiffness and heart rate variability in subjects with uncomplicated type 1 diabetes mellitus. Cardiovasc Diabetol, 13 : 28, 2014

＜平井太郎, 金﨑啓造, 古家大祐＞

脂質を改善するって本当?

- SGLT2阻害薬投与によりトリグリセリド値は低下します．一方でコレステロール値の上昇が確認されています．尿糖排泄促進によりエネルギーが喪失し，体脂肪の分解が促進，脂肪の減少および脂質改善につながると考えられています

1 ≫ 脂肪代謝と動脈硬化

1）脂肪・脂質代謝

　食事から吸収される脂肪，肝臓や脂肪組織で合成される脂質は水に溶けない．脂質を利用するためにはリン脂質やさまざまなタンパク質（アポタンパク，リポタンパクなど）と結合し，外側が親水性のリポタンパク質となる必要がある．脂肪は小腸からカイロミクロンというリポタンパク質として体内に取り込まれ，コレステロールの割合が多いカイロミクロンレムナントになり肝臓に取り込まれる（図）．肝臓において，脂肪酸はグリセロールとエステル結合しトリグリセリドが形成される．各組織に脂肪を輸送する際にはvery low density lipoprotein（VLDL）からintermediate density lipoprotein（IDL）を経てlow density lipoprotein（LDL）となり，体内の各組織の細胞へと運ばれる．肝臓，脂肪など各臓器の細胞内に取り込まれたLDLは，組織に取り込まれて貯蔵されるか，分解されて細胞膜の形成（コレステロール）や，β酸化によるエネルギー産生（トリグリセリド）に使われる．過剰分はHDLとして再度肝臓に取り込まれ，必要時に利用される．

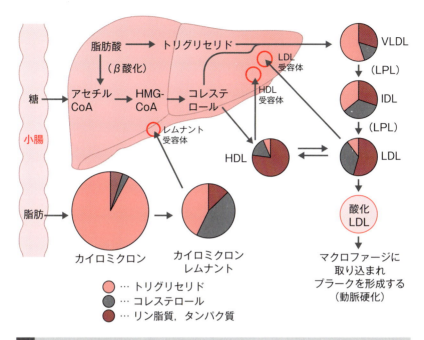

図　腸管からの脂質取り込み，脂質代謝の概略図

VLDL：very low density lipoprotein，IDL：intermediate density lipoprotein，LDL：low density lipoprotein，HDL：high density lipoprotein，LPL：lipoprotein lipase，HMG-CoA：3-hydroxy-3-methylglutaryl coenzyme A

2）動脈硬化のしくみ

　血清総コレステロールの約3分の2はLDLに含まれており，LDL高値は動脈硬化のリスクファクターである．糖尿病ではLDLが小型化することが知られており，小型化したLDLは動脈壁に侵入して酸化LDLとなり，血管壁に炎症を引き起こす．炎症の場にマクロファージが遊走し酸化LDLを取り込み，泡沫化することで血管内にプラークが形成されて動脈硬化が完成する．治療にはスタチン投与が推奨されており，アセチルCoAからHMG-CoAへの変換が阻害されてコレステロール産生が抑制され，肝臓におけるLDL受容体発現が増加し血中のLDLが改善する．一方，肥満状態ではlipoprotein lipase（LPL）活性が低下することが知られ，結果として

VLDL分解が抑制されることにより血中トリグリセリドが上昇する．食後のトリグリセリド高値は心血管イベントの独立した危険因子であることは知られており，最近，スタチン治療中の急性冠症候群患者における空腹時トリグリセリド値がLDL値にかかわらず虚血性イベント（心筋梗塞，狭心症発作，心停止など）の発症予測因子となることも報告されている[1]．

2 SGLT2阻害薬と脂肪代謝

　2型糖尿病患者がSGLT2阻害薬を使用すると約70gの糖が尿中に排泄されてエネルギー喪失が起こり，体内の脂肪分解が促進して肥満の解消に寄与するといわれている．ラットにイプラグリフロジンを投与した報告では，肝重量の低下，肝臓におけるトリグリセリドの有意な減少，体脂肪率低下および脂肪細胞縮小が示されている[2]．トホグリフロジンを使用した2型糖尿病マウスモデルでは，総脂肪量の減少や脂肪細胞の縮小を認め，脂肪合成にかかわる遺伝子の発現低下，インスリン抵抗性や骨格筋のブドウ糖取り込みが改善すると報告されている[3]．糖尿病患者は脂質異常症のなかでも特にトリグリセリドの上昇とHDL-Cの低下をきたしやすく，SGLT2阻害薬投与によるトリグリセリドの減少とHDL-Cの増加は臨床上，合併症予防に対して有益である可能性がある．ヒトにおいても，ダパグリフロジンによる体重減少は約3分の2が体脂肪であり，腹部の皮下脂肪・内臓脂肪の減少による効果が最も大きいと報告されている[4]．エンパグリフロジンを使用した2型糖尿病患者でのエネルギー基質の変化をみた報告では，糖酸化は有意に減少し，脂質酸化量は有意に増加，タンパク質は変化しておらず，膵β細胞の機能改善・インスリン感受性亢進・糖質の利用が減少することで脂質の利用が増加するとされている[5]．最近Briandらはエンパグリフロジン投与によりLDL-Cは上昇するが，それは肝のLDL受容体タンパク発現が低下していた結果ではないかと報告した．また腸管からのコレステロール吸収がエンパグリフロジン投与により低下することも見出したが，機序は明らかでない[6]．

　脂肪代謝が促進し，β酸化によりエネルギーを得るとケトン体が産生さ

れる．SGLT2阻害薬使用中の尿中ケトンの出現には注意喚起が促されているが，体内の過剰な脂肪が消費される脂肪分解の際に認められる現象ととらえることが必要なのかもしれない．すなわち，SGLT2阻害薬により過剰な脂肪が消費され，インスリン抵抗性改善や肥満改善につながると考えられる．しかしそれはインスリン分泌能が十分であると確認された患者に限りいえることで，インスリン分泌能が低下した患者さんへの処方は注意が必要であることはいうまでもない．

3 》 まとめ

　従来の血糖降下薬はインスリン抵抗性改善やインスリン分泌促進などのようなインスリンを介した作用をもつものが中心であり，最終的には摂取したエネルギーを取り込む薬剤であった．SGLT2阻害薬は腎臓でのSGLT2を選択的に阻害し，血中の過剰な糖を尿中に排泄する薬剤であり，インスリンの作用や分泌に直接依存しないとされている．SGLT2阻害薬による脂質改善効果は体重が減ることによる副次的な効果かもしれないが，SGLT2阻害薬そのものに脂質改善効果がある可能性も十分に考えられる．SGLT2阻害薬使用によるトリグリセリド値の改善で心血管イベントは抑制される可能性があり，LDL-C上昇に関してはいまだ議論の余地がある．SGLT2阻害薬における脂質改善効果は分子機構について解明されていない部分が多いが，糖尿病患者では肥満合併も相まって脂質異常症をきたしている患者が多く注目に値する．しかし脂肪蓄積が少ない痩せ型の患者や高齢者では，脂肪の分解のみならず筋肉の異化が亢進する可能性も考えられることに注意が必要である．基礎実験や臨床治験における，今後のさらなる研究の展望に期待したい．

参考文献

1) Schwartz GG, et al : Fasting triglycerides predict recurrent ischemic events in patients with acute coronary syndrome treated with statins. J Am Coll Cardiol, 65 : 2267-2275, 2015

2) Hayashizaki-Someya Y, et al : Ipragliflozin, an SGLT2 inhibitor, exhibits a prophylactic effect on hepatic steatosis and fibrosis induced by choline-deficient l-amino acid-defined diet in rats. Eur J Pharmacol, 754 :

19-24, 2015
3) Obata A, et al : Tofogliflozin Improves Insulin Resistance in Skeletal Muscle and Accelerates Lipolysis in Adipose Tissue in Male Mice. Endocrinology, 157 : 1029-1042, 2016
4) Bolinder J, et al : Effects of dapagliflozin on body weight, total fat mass, and regional adipose tissue distribution in patients with type 2 diabetes mellitus with inadequate glycemic control on metformin. J Clin Endocrinol Metab, 97 : 1020-1031, 2012
5) Ferrannini E, et al : Metabolic response to sodium-glucose cotransporter 2 inhibition in type 2 diabetic patients. J Clin Invest, 124 : 499-508, 2014
6) Briand F, et al : Empagliflozin, via Switching Metabolism Toward Lipid Utilization, Moderately Increases LDL Cholesterol Levels Through Reduced LDL Catabolism. Diabetes, 65 : 2032-2038, 2016

＜新田恭子, 金﨑啓造, 古家大祐＞

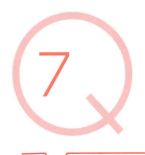 結局どのような患者に適応になるの？

- 肥満・メタボリックシンドロームを伴う糖尿病患者さんや，若年〜中年で運動療法や食事療法が十分に行われている患者さんが良い適応ですが，副作用に十分に注意すれば痩せている患者さんや高齢者，腎機能低下例にも投与することは可能です．ただし，SGLT2阻害薬による血糖降下作用がインスリンの作用から完全に独立していることを考慮する必要があります

1 》 SGLT2阻害薬の適正使用について

　SGLT2阻害薬は原尿中に濾過されたグルコースの再吸収を阻害することにより尿中に糖を排出させる．インスリン分泌に依存しないという点で，体重増加をきたしにくく，単独では低血糖のリスクが少ないと考えられているが他の抗糖尿病薬同様，副作用に配慮が必要である．表に糖尿病学会の提唱するSGLT2阻害薬適正使用のためのRecommendationを記す．

2 》 SGLT2阻害薬の適応

　上記を踏まえ，副作用に留意したうえで，以下のような症例への投与が望ましい．

・肥満ないしメタボリックシンドロームを合併した患者．
・腎機能，インスリン分泌能が保たれている患者．

表　SGLT2阻害薬の適正使用に関するRecommendation

1. インスリンやSU薬等インスリン分泌促進薬と併用する場合には，低血糖に十分留意して，それらの用量を減じる．患者にも低血糖に関する教育を十分行うこと．
2. 75歳以上の高齢者あるいは65歳から74歳で老年症候群（サルコペニア，認知機能低下，ADL低下など）のある場合には慎重に投与する．
3. 脱水防止について患者への説明も含めて十分に対策を講じること．利尿薬の併用の場合には特に脱水に注意する．
4. 発熱・下痢・嘔吐などがあるときないしは食思不振で食事が十分摂れないような場合（シックデイ）には必ず休薬する．
5. 全身倦怠・悪心嘔吐・体重減少などを伴う場合には，血糖値が正常に近くてもケトアシドーシスの可能性があるので，血中ケトン体を確認すること．
6. 本剤投与後，薬疹を疑わせる紅斑などの皮膚症状が認められた場合には速やかに投与を中止し，皮膚科にコンサルテーションすること．また，必ず副作用報告を行うこと．
7. 尿路感染・性器感染については，適宜問診・検査を行って，発見に努めること．問診では質問紙の活用も推奨される．発見時には，泌尿器科，婦人科にコンサルテーションすること．

文献1より引用

- インスリン分泌が低下していても，十分インスリン補充されていれば使用可能（ただしインスリン減量が望ましい）．
- 若年〜中年患者（高齢者に対する投与では，特定使用成績調査に基づき，特に75歳以上の高齢者への投与は安全性に一定の留意が必要）．
- 食事・運動療法等，糖尿病教育が施されている患者．ケトアシドーシスのリスクが上がるため極端な炭水化物制限は推奨されない．
- 日常生活上，十分な水分摂取が可能で，頻尿が問題とならない患者．
- 腎機能低下例では効果の減弱，腎機能のさらなる低下をきたす可能性が予想されるため，有用性が上回る場合にのみ慎重に投与する．

参考文献

1) 日本糖尿病学会SGLT2阻害薬の適正使用に関する委員会：日本糖尿病学会SGLT2阻害薬の適正使用に関するRecommendation．2016年5月12日

＜髙木　晋，金﨑啓造，古家大祐＞

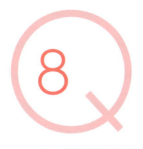

Q8 市販されているSGLT2阻害薬の種類と違いは？

- 現在本邦で市販されている薬剤は計6種類7剤です
- それぞれの薬剤の違いは①SGLT1と比較したSGLT2への選択性，②血中半減期，③血漿タンパク結合率，④肝代謝，排泄経路，尿中未変化体の割合があげられます
- SGLT2阻害薬を対象とした多くの大規模臨床調査がすすめられていますが，2015年にはEMPA-REG Outcome[1]の主要・副次評価項目として，心臓・腎臓保護的な作用が示され注目を集めています

1 》 はじめに-市販されているSGLT2阻害薬

　SGLT2阻害薬は2014年4月のイプラグリフロジンの発売を皮切りに続々と他社からも発売され，2016年12月現在本邦で発売されているSGLT2阻害薬はイプラグリフロジン（スーグラ®），ダパグリフロジン（フォシーガ®），ルセオグリフロジン（ルセフィ®），トホグリフロジン（アプルウェイ®，デベルザ®），カナグリフロジン（カナグル®），エンパグリフロジン（ジャディアンス®）の7剤である．薬価は130円〜350円程度で，違いはあるものの，ダパグリフロジンを除いて1日1回朝食前後に服用する薬剤となっている．それぞれの薬剤の違いとして，①SGLT1と比較したSGLT2への選択性，②血中半減期，③血漿タンパク結合率，④肝代謝，排泄経路，尿中未変化体の割合などがある（表）．また各薬剤の構造式を示す（図）．

表 本邦で市販されているSGLT2阻害薬の特性の比較

	イプラグリフロジン	ダパグリフロジン	ルセオグリフロジン	トホグリフロジン	カナグリフロジン	エンパグリフロジン
商品名	スーグラ®	フォシーガ®	ルセフィ®	デベルザ®アプルウェイ®	カナグル®	ジャディアンス®
半減期（時間）	14.97	12.1	11.2	5.40	10.2	11.7
血漿タンパク結合率	94.6〜96.5%	91〜95%	96.0〜96.3%	82.3〜82.6%	98%	84.7%
代謝	グルクロン酸抱合	グルクロン酸抱合	CYP代謝 グルクロン酸抱合	CYP代謝	グルクロン酸抱合	主に未変化体
排泄 未変化体尿中排泄率	1%	1.09〜1.9%	4.47%		1%未満	22.9%
排泄 尿中排泄率	67.9%	75%	44.2%※	76.2%	32.5%	54.5%
排泄 糞中排泄率	32.7%	21%		21.4%	60.4%	41.2%
SGLT2選択性（IC$_{50}$ for SGLT1／IC$_{50}$ for SGLT2）	566	1167	1770	1875	263	2677

文献2より引用．※文献3を参照して筆者追記

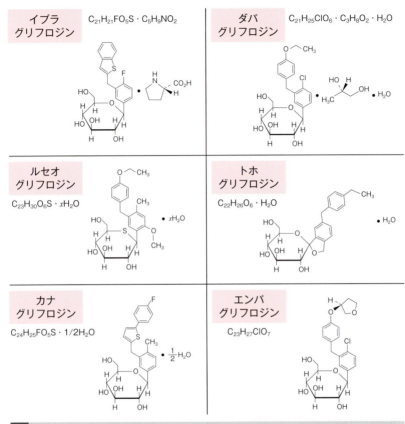

図　各SGLT2阻害薬の構造式

各製剤の添付文書より引用

2》SGLT2阻害薬の違い

1）SGLT2選択性について

　ナトリウム/グルコース共輸送体（sodium-glucose cotransporter：SGLT）にはSGLT1，SGLT2をはじめ6つのアイソフォームを認める．SGLT1は消化管，心筋，骨格筋，および近位尿細管遠位部に存在するのに対して，SGLT2は近位尿細管近位部に特異的に存在し，腎におけるグルコース再吸収の90％はSGLT2の発現する近位尿細管近位部で行われる[4]．SGLT1と比較したSGLT2の選択性はエンパグリフロジンが約2,677倍と

最も高く，次いでトホグリフロジン（1,875倍），ルセオグリフロジン（1,770倍），ダパグリフロジン（1,167倍），イプラグリフロジン（566倍），カナグリフロジン（263倍）と薬剤間で大きく異なっている．

　理論上，SGLT2に選択性が高いほど，小腸などの他臓器への影響も少なく安全性が高いと考えられるが，実際には1,000倍以上あれば選択的特異性が非常に高く，250〜500倍あればSGLT2への選択性は比較的特異的といえよう．また，選択性が最も低いカナグリフロジンで消化器症状の副作用の頻度が高いとはいえず，選択性と安全性が必ずしも相関するわけではないことも事実である．一方で，SGLT1阻害活性を有する一部のSGLT2阻害薬（LX4211）の単回投与試験において，SGLT2阻害薬投与下ではα-グルコシダーゼ阻害薬投与時に似た食後血糖上昇の緩和効果を認め，GLP-1分泌が促進されることがわかっている[5]．したがって，SGLT1阻害効果を有するSGLT2阻害薬とDPP-4阻害薬の組み合わせにより，内因性GLP-1分泌促進と分解抑制の相乗効果を介して，強力な血糖改善作用が期待できる可能性がある．このようにSGLT1/SGLT2への親和性の差異が，薬剤間の特性や効果の違いをもたらすことが想定できる．

2）血中半減期

　血中半減期はトホグリフロジンが5.40時間と短く，カナグリフロジン（10.2時間），ルセオグリフロジン（11.2時間），エンパグリフロジン（11.7時間），ダパグリフロジン（12.1時間），イプラグリフロジン（14.97時間）となっている．そのため，朝1回の投与で効果が十分発揮される一方で夜間頻尿の出現頻度も高いとされており，半減期の短いトホグリフロジンへの変更により夜間頻尿の消失が期待できると考えられる[6]．しかしながら，尿糖排泄作用の視点からは，長時間作用する方が有効性が高いことも事実であろう．したがって，実際の使用に際しては，患者の症状や状態に応じて使い分ける余地があるといえよう．

3）血漿タンパク結合率

　トホグリフロジンが約82.3〜82.6％と最低で，ついでエンパグリフロジン（84.7％），ダパグリフロジン（91〜95％），イプラグリフロジン（94.6〜

96.5％），ルセオグリフロジン（96.0〜96.3％），カナグリフロジン（98％）となっている．血漿タンパクとの結合は可逆的であり，非結合体が主に薬理効果を発揮する．また，これらの特性をもとに1日用量が設定されているので，必ずしも血漿タンパク結合率が低いほど，効果が高いというわけではない．したがって，臨床での使用に際して血漿タンパク結合率の違いが及ぼす影響は少ないと考えられる．

4）代謝，排泄，尿中未変化体の割合

主にSGLT2阻害薬は肝代謝であるが，トホグリフロジンは主にCYPにより代謝を受け，ルセオグリフロジンはCYPおよびグルクロン酸抱合，カナグリフロジン，イプラグリフロジン，ダパグリフロジンはグルクロン酸抱合で代謝される．ただエンパグリフロジンは一部が代謝されるのみで主に未変化体として血中に存在する．排泄経路は，イプラグリフロジン，ダパグリフロジン，トホグリフロジンは60〜70％が尿中に排泄，ルセオグリフロジンは44％が尿中に排泄，カナグリフロジンは60％が糞中に排泄，エンパグリフロジンは50％程度ずつとなっている[2]．尿中未変化体はエンパグリフロジンが22.9％と最も高く，次いでルセオグリフロジンが4.47％，その他は1％程度である．

3 さいごに－臨床試験結果，実臨床をふまえた各薬剤の差異

海外ではカナグリフロジン，エンパグリフロジン，ダパグリフロジンが主に使用され，多くの臨床試験が報告されつつあり，SGLT2阻害薬に関するエビデンスが集積されてきている．そこで，選択性の観点から大きく分かれる3剤（最も低いカナグリフロジン，最も高いエンパグリフロジン，その中間に位置するダパグリフロジン）を中心に，臨床試験のエビデンスから捉えた各薬剤の違いについてまとめてみたい．単剤試験ではダパグリフロジン，カナグリフロジンで体重減少とHbA1cの低下が報告され[7,8]，SU薬併用試験では体重増加作用の抑制効果の報告[8,9]，メトホルミン併用試験では血糖低下，および体重減少の報告[10,11]，ピオグリタゾン併用試験では追加投与群でHbA1cの改善，体重減少の報告[12-14]がなされている．

さらに，2015年〜16年にかけて，エンパグリフロジンによるEMPA-REG Outcomeの主要評価項目として，主要心血管イベント（major adverse cardiovascular events：MACE，心血管死・非致死性心筋梗塞・非致死性脳卒中の複合エンドポイント）の有意な減少[1]，副次評価項目として，腎置換療法（透析など）の開始や，血清クレアチニンの倍加，マクロアルブミン尿への進行などの腎関連複合エンドポイントの抑制が示された[15]．わずか3年強の介入試験で，なぜこれだけのエンドポイント達成がなされたのかが注目を集めている．このような背景のなか，最近SGLT2阻害薬による心保護，腎保護作用のメカニズムについて"thrifty fuel hypothesis"[16,17]が提唱された．この仮説では，SGLT2阻害薬使用の結果生じるケトン血症によって，心筋や腎臓におけるエネルギー基質が脂肪酸やグルコースからケトン体利用に推移することで，ミトコンドリアレベルでエネルギー産生や機能改善が得られるというものである．加えて，既報のSGLT2阻害作用の副次的効果として，血液濃縮によって末梢組織への酸素供給が効率化されることや，利尿効果・血圧低下効果などが，心・腎保護的に機能することで良い影響を及ぼしている可能性も指摘されている．現時点では仮説の1つに過ぎず，その薬剤間の違いについても明らかでないのが実情だが，SGLT2阻害薬の新たな作用機序として，そのメカニズム解明と臨床への応用が期待されている．今後，複数のSGLT2阻害薬で，心血管イベントや腎関連イベントを評価項目とした大規模試験が報告される予定であり，その結果によって，薬剤ごとの特性がより明らかになると思われる．

　最後に，実臨床においてSGLT2阻害薬をどのように使い分けるかは，とても重要なポイントである．しかしながら，各薬剤ごとの臨床試験結果に関してはベースラインのHbA1c値や背景因子などが同一でない理由から，血糖改善作用や心血管系・腎臓に対するプレイオトロピック効果における薬剤間の違いを明確に示す根拠はないのが現状といえよう[18]．また，副作用の頻度についてもおおむね同程度であり，明らかな差異を認めない．今後，SGLT2阻害薬間の直接比較試験や各薬剤ごとの特性の違いに関する研究の進展と，それらのエビデンスに基づく臨床への応用が希求される．

参考文献

1) Zinman B, et al : Empagliflozin, Cardiovascular Outcomes, and Mortality in Type 2 Diabetes. N Engl J Med, 373 : 2117-2128, 2015
2) 脇野 修：糖吸収・排泄調節系薬（SGLT2阻害薬, αGI）. 糖尿病の最新治療, 7：147-153, 2016
3) ルセオグリフロジン水和物審議結果報告書. 医薬食品局審査管理課, 平成26年3月3日
4) Wright EM, et al : Biology of human sodium glucose transporters. Physiol Rev, 91 : 733-794, 2011
5) Washburn WN & Poucher SM : Differentiating sodium-glucose co-transporter-2 inhibitors in development for the treatment of type 2 diabetes mellitus. Expert Opin Investig Drugs, 22 : 463-486, 2013
6) 生井一之：他のSGLT2阻害薬が夜間頻尿のため継続できず, トホグリフロジンに変更し, 夜間頻尿改善, HbA1c低下, 体重も減少したインスリン併用の1例. Life Style Medicine, 9：138-140, 2015
7) Ferrannini E, et al : Dapagliflozin monotherapy in type 2 diabetic patients with inadequate glycemic control by diet and exercise: a randomized, double-blind, placebo-controlled, phase 3 trial. Diabetes Care, 33 : 2217-2224, 2010
8) Strojek K, et al : Dapagliflozin added to glimepiride in patients with type 2 diabetes mellitus sustains glycemic control and weight loss over 48 weeks: a randomized, double-blind, parallel-group, placebo-controlled trial. Diabetes Ther, 5 : 267-283, 2014
9) Wilding JP, et al : Efficacy and safety of canagliflozin in patients with type 2 diabetes mellitus inadequately controlled with metformin and sulphonylurea: a randomised trial. Int J Clin Pract, 67 : 1267-1282, 2013
10) Häring HU, et al : Empagliflozin as add-on to metformin plus sulfonylurea in patients with type 2 diabetes: a 24-week, randomized, double-blind, placebo-controlled trial. Diabetes Care, 36 : 3396-3404, 2013
11) Cefalu WT, et al : Efficacy and safety of canagliflozin versus glimepiride in patients with type 2 diabetes inadequately controlled with metformin (CANTATA-SU): 52 week results from a randomised, double-blind, phase 3 non-inferiority trial. Lancet, 382 : 941-950, 2013
12) Rosenstock J, et al : Effects of dapagliflozin, an SGLT2 inhibitor, on HbA(1c), body weight, and hypoglycemia risk in patients with type 2 diabetes inadequately controlled on pioglitazone monotherapy. Diabetes Care, 35 : 1473-1478, 2012
13) Kovacs CS, et al : Empagliflozin improves glycaemic and weight control as add-on therapy to pioglitazone or pioglitazone plus metformin in patients with type 2 diabetes: a 24-week, randomized, placebo-controlled trial. Diabetes Obes Metab, 16 : 147-158, 2014
14) Forst T, et al : Efficacy and safety of canagliflozin over 52 weeks in patients with type 2 diabetes on background metformin and pioglitazone. Diabetes Obes Metab, 16 : 467-477, 2014
15) Wanner C, et al : Empagliflozin and Progression of Kidney Disease in Type 2 Diabetes. N Engl J Med, 375 : 323-334, 2016
16) Ferrannini E, et al : CV Protection in the EMPA-REG OUTCOME Trial: A "Thrifty Substrate" Hypothesis. Diabetes Care, 39 : 1108-1114, 2016
17) Mudaliar S, et al : Can a Shift in Fuel Energetics Explain the Beneficial Cardiorenal Outcomes in the EMPA-REG OUTCOME Study? A Unifying Hypothesis. Diabetes Care, 39 : 1115-1122, 2016
18) 櫛山暁史：各薬剤の特性と差異：臨床試験データと実臨床データから, わかったこと：クラス効果とドラッグ効果. Prog Med, 36：175-181, 2016

<駒井絵里, 田中知明, 横手幸太郎>

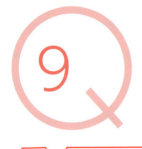

1型糖尿病患者にも使用できるのでしょうか？

- 現在，日本における1型糖尿病に対するSGLT2阻害薬の保険適用はないため，使用することができません
- 2型糖尿病患者でもインスリン依存状態にあり，インスリン投与不十分な症例にSGLT2阻害薬を使用すると，ケトアシドーシスを惹起する可能性があります
- 1型糖尿病患者を対象とし，インスリン療法にSGLT2阻害薬を併用する国際共同試験が進行中です

1 》 1型糖尿病の治療について

　1型糖尿病は膵β細胞の破壊により生じる病態であり，通常は絶対的インスリン欠乏に至る．したがって，1型糖尿病の大多数はインスリン依存状態であるため，インスリン補充が必要である．

　SGLT2阻害薬は，既存の血糖降下薬とは異なる作用機序で膵β細胞を介さずに血糖値を降下させることから，1型糖尿病のインスリン治療の追加投与薬として使用できる可能性がある．1型糖尿病患者は従来やせ形であると考えられていたが，JDDM（糖尿病データマネジメント研究会）のデータでは1型糖尿病のBMIは上昇傾向にある[1]．本薬剤の追加投与により，インスリン投与量減量と体重減量が期待されるが，本邦において1型糖尿病に対するSGLT2阻害薬の使用は認められていないのが現状である．

　本項ではSGLT2阻害薬の1型糖尿病患者に対する治療の可能性と，治療に伴う注意事項について概説したい．

2》 予想される副作用

1) ケトーシスあるいはケトアシドーシス

　SGLT2阻害薬投与により血中グルカゴン値が上昇し,肝臓での糖新生が亢進する.一般的に絶食時,激しい運動時,糖質制限食(高脂肪食)下では肝糖新生の亢進とともにケトン体産生亢進がみられる.ケトン体の産生過剰あるいは末梢組織でのケトン体利用の低下により,血中ケトン体が増加しケトーシスとなる(図).また,インスリンの相対的欠乏状態は,アセチルCoAから3-ヒドロキシ酪酸への変換を促進し,よりケトーシスあるいはケトアシドーシスに陥りやすい.本邦での2型糖尿病に対するSGLT2阻害薬の臨床試験成績では,空腹時血中総ケトン体が平均0.1〜0.2 mmol/L程度増加することが報告されている[2].

　米国食品医薬品局(FDA)では2013年3月〜2014年6月にSGLT2阻害薬によって糖尿病性ケトアシドーシス(diabetic ketoacidosis：DKA),ケトーシスが誘発された20症例の報告を受け,安全性情報を発している[3].DKAは通常1型糖尿病で起こる病態であるが,報告のあった20症例の大半は2型糖尿病患者であり,血糖値200 mg/dL未満の正常血糖DKAが含まれていた.FDAは臨床検査データの不足,データ集積の必要性を勘案し,本薬剤を1型糖尿病患者へ使用しないように勧告している.

　本邦における2型糖尿病に対するSGLT2阻害薬の市販後調査では2015年7月までに28症例のDKAが報告されている.発症時の血糖値が200 mg/dL未満であったのが7症例あり,200〜290 mg/dLが2症例,300 mg/dL以上が5症例,14症例が不明であった.本薬剤によってインスリン分泌が低下し脂肪分解亢進,血中遊離脂肪酸の上昇により,肝臓におけるケトン体産生増加というメカニズムが想定されている[4].インスリンの血中レベル低下は,カルニチンパルミトイルトランスフェラーゼⅠ(CPT-Ⅰ)の活性化,ミトコンドリアにおけるβ酸化亢進によりケトン体産生を促進する.加えて,本薬剤投与によるグルカゴン分泌上昇は,アセチルCoAカルボキシラーゼを阻害するため,肝臓におけるCPT-Ⅰ活性が増加し,ケト

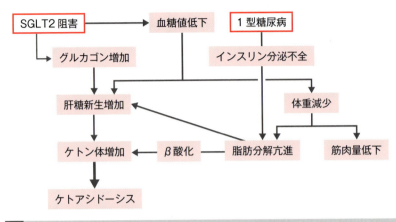

図 1型糖尿病に対するSGLT2阻害薬を投与したときの機序

ン体過剰産生を惹起する．

Petersらは，本薬剤投与による正常血糖DKA症例13症例中11症例が1型糖尿病であったと報告した[5]．インスリン分泌不全症例に対するSGLT2阻害薬投与は，糖尿病性ケトアシドーシスのリスクが高まる可能性がある（図）．以上のことから，現在投与は認められていないが，仮にインスリン依存状態の1型糖尿病に用いる場合，十分なインスリン補充が併用の絶対条件となるであろう．また正常血糖DKAでは典型的なDKAの徴候がみられないことがあり，本薬剤投与中はケトン体の確認が重要となる．

2）低血糖

本邦での低血糖報告例の多くは，インスリンもしくはスルホニル尿素薬（SU薬）との併用例である．日本糖尿病学会の「SGLT2阻害薬の適正使用に関する委員会」によるRecommendation[6]では，インスリンやSU薬等と併用する場合には，低血糖に十分留意して，それらの用量を減じること，としている．糖毒性解除によるインスリン感受性の改善が，低血糖発現機序の一部として想定されている．

2型糖尿病と同様に，1型糖尿病のインスリン療法に対する本薬剤の追加投与は，低血糖増加の可能性が考えられる．

3 》 1型糖尿病に対する使用報告

1型糖尿病患者へのSGLT2阻害薬の使用は，欧米を中心に報告されている[7-10]（表）．ダパグリフロジンとインスリンを2週間併用したランダム化比較二重盲検試験では，ダパグリフロジン群で1日の平均血糖値（－41.2 mg/dL，95％CI：－66.8〜－15.7），血糖変動が改善し（MAGE －67.9 mg/dL，95％CI：－109.6〜－26.1），インスリン必要量が減量した（－19.3％，95％CI：－30.1〜－6.8）．また，ケトアシドーシスは認めなかった[7]．

エンパグリフロジンとインスリンの4週間併用ランダム化比較試験では，エンパグリフロジン群において，尿糖増加，HbA1c値の改善（－0.49％，p＜0.001），インスリン量の減量（－0.09 U/kg，p＜0.05），体重減量（－1.7 kg，p＜0.001）を認め，低血糖は増加しなかった[8]．

カナグリフロジンとインスリンの18週間併用ランダム化比較二重盲検試験では，カナグリフロジン群において，体重の増加がなくHbA1cが0.4％以上改善した割合が多く（プラセボ群14.5％，カナグリフロジン300 mg群41.4％，p＜0.001），インスリン量の減量を認めた（1.6 U/日 vs －6.0 U/日，95％CI：－11.3〜－3.8）．低血糖頻度はプラセボ群と同等であったが，ケトン体関連有害事象の発生率は上昇した（0％ vs 9.4％）[9]．

リラグルチド投与を6カ月以上受けている1型糖尿病患者30人を対象にしたランダム化比較試験では，ダパグリフロジン10 mg群において，治療開始12週間後の平均HbA1c値は0.66％有意に低下（p＜0.01）したが，プラセボ群では変化はみられなかった．平均体重は，ダパグリフロジン群では1.9±0.54 kg有意に減少（p＜0.05）し，新たな低血糖の発症増加は認められなかった（p＝0.52）．ダパグリフロジン群では，グルカゴン，ホルモン感受性リパーゼ，遊離脂肪酸，アセト酢酸，β-ヒドロキシ酪酸の血中濃度，尿中ケトン濃度が有意に上昇した．ダパグリフロジン群では，糖尿病性ケトアシドーシスが2例認められた[10]．

2016年現在，アストラゼネカ株式会社により，ダパグリフロジンの1型糖尿病への適応拡大に向け日本を含む13カ国で国際共同第Ⅲ相試験が進行中である．

表　1型糖尿病患者へのSGLT2阻害薬投与臨床試験

期間	ダパグリフロジン[7]					ダパグリフロジン[10] (リラグルチド併用)	
	2週					12週	
	プラセボ	1 mg	2.5 mg	5 mg	10 mg	プラセボ	10 mg
人数	13	13	15	14	15	9	17
HbA1c [%]	8.75 ± 0.92	8.21 ± 0.68	8.45 ± 0.86	8.50 ± 0.78	8.39 ± 0.82	7.4 ± 0.20	7.8 ± 0.21
BMI [kg/m^2]	25.3 ± 3.0	25.1 ± 3.8	24.8 ± 2.7	23.4 ± 2.4	25.8 ± 4.8	27 ± 2	31 ± 1
血糖値, HbA1c変化	1日の平均血糖値変化 [mg/dL]					HbA1c [%]	
	−20.3	−15.7	−13.9	−29.5	−41.2	0 ± 0.2	−0.66 ± 0.08
体重 [kg]	−	−	−	−	−	0.7 ± 1.5	−1.9 ± 0.54
1日総インスリン量	＋1.7％	−16.0％	−11.1％	−19.3％	−16.2％	0.1 ± 2.4 U	−3.5 ± 1.9 U
低血糖	39回	76回	31回	54回	23回	3人 (33.3％)	9人 (52.9％)
ケトン体関連 有害事象	0	0	0	0	0	0	2 (11.8％)

4 》おわりに

　1型糖尿病の治療としてSGLT2阻害薬の投与は現状では，認められていないが，その作用機序から治療の有用性は期待できる，と同時に副作用増加も危惧される．今後，症例数，投与期間が考慮された臨床試験において，1型糖尿病への本薬剤投与の安全性，有効性を確認する必要がある．

参考文献

1) 一般社団法人 糖尿病データマネジメント研究会：基礎集計資料（2013年度）．
http://jddm.jp/data/index-2013.html
2) Inagaki N, et al : Safety and efficacy of canagliflozin in Japanese patients with type 2 diabetes mellitus: post hoc subgroup analyses according to body mass index in a 52-week open-label study. Expert Opin Pharmacother, 16：1577-1591, 2015
3) FDA Drug Safety Communication: FDA warns that SGLT2 inhibitors for diabetes may result in a serious condition of too

	エンパグリフロジン[8]				カナグリフロジン[9]		
	4週				18週		
	プラセボ	2.5 mg	10 mg	25 mg	プラセボ	100 mg	300 mg
	19	19	19	18	117	117	117
	8.18± 0.67	8.35± 0.75	8.28± 0.79	8.15± 0.54	7.9± 0.6	7.9± 0.5	8.0± 0.5
	25.4± 3.7	24.7± 3.6	27.4± 3.5	25.4± 3.5	28.0± 3.6	28.0± 3.9	28.1± 3.9
	HbA1c [%]				HbA1c [%]		
	−0.18	−0.35	−0.54	−0.49	+0.01	−0.27	−0.24
	+0.2	−1.4	−1.6	−1.7	+0.2	−2.6	−4.2
	−0.01 U/kg	−0.08 U/kg	−0.10 U/kg	−0.09 U/kg	+1.6 U/日	−2.5 U/日	−6.0 U/日
	17人 (89.5%)	16人 (84.2%)	13人 (68.4%)	17人 (94.4%)	113人 (96.6%)	115人 (98.3%)	116人 (99.1%)
	0	0	0	0	0	6 (5.1%)	11 (9.4%)

much acid in the blood. http://www.fda.gov/Drugs/DrugSafety/ucm446845.htm

4) Ogawa W & Sakaguchi K : Euglycemic diabetic ketoacidosis induced by SGLT2 inhibitors: possible mechanism and contributing factors. J Diabetes Investig, 7 : 135-138, 2016
5) Peters AL, et al : Euglycemic Diabetic Ketoacidosis: A Potential Complication of Treatment With Sodium-Glucose Cotransporter 2 Inhibition. Diabetes Care, 38 : 1687-1693, 2015
6) 日本糖尿病学会SGLT2阻害薬の適正使用に関する委員会：日本糖尿病学会SGLT2阻害薬の適正使用に関するRecommendation．2016年5月12日
7) Henry RR, et al : Exploring the potential of the SGLT2 inhibitor dapagliflozin in type 1 diabetes: a randomized, double-blind, placebo-controlled pilot study. Diabetes Care, 38 : 412-419, 2015
8) Pieber TR, et al : Empagliflozin as adjunct to insulin in patients with type 1 diabetes: a 4-week, randomized, placebo-controlled trial (EASE-1). Diabetes Obes Metab, 17 : 928-935, 2015
9) Henry RR, et al : Efficacy and Safety of Canagliflozin, a Sodium-Glucose Cotransporter 2 Inhibitor, as Add-on to Insulin in Patients With Type 1 Diabetes. Diabetes Care, 38 : 2258-2265, 2015
10) Kuhadiya ND, et al : Dapagliflozin as Additional Treatment to Liraglutide and Insulin in Patients With Type 1 Diabetes. J Clin Endocrinol Metab, 101 : 3506-3515, 2016

＜小林明菜，石川　耕，横手幸太郎＞

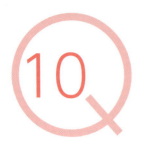

Q10 適正使用に関するRecommendationはなぜ出されたのですか？どう考えればよいのでしょうか？

- 2014年の市販後早期に策定された適正使用に関する委員会によるRecommendationは高齢者特定使用成績調査等の結果を受けて，2016年5月に大幅な改訂がなされた
- その意義は，実臨床での安全性プロファイルが確立されるまでの間，重大な有害事象の拡散を未然に防ぐことにある
- 現行の内容は薬剤の作用に基づく一般的なものであり，有害事象の多くは予測が可能である
- SGLT2阻害薬の臨床的ベネフィットは大きい．Recommendationを冷静かつ適正に受け止め，リスク・ベネフィト比の観点から，有用性評価を行うべきである

1 》はじめに

　新規治療薬の参入とともに，2型糖尿病の病態解明が進展し，薬物治療の考え方，あり方は大きく変貌をとげてきた．とりわけ2009年末のDPP4阻害薬の登場以降，早期からの介入，低血糖リスクの軽減，高齢者や腎機能低下者に対する薬物療法がより容易になった．糖尿病の薬物療法においては患者ごとの管理目標を設定したうえで，有効性と安全性のバランスを考慮した薬物選択が重視されている．

　2014年に登場した新規経口糖尿病治療薬SGLT2 (sodium-glucose co-transporter 2：ナトリウム／グルコース共輸送体) 阻害薬は，既存糖尿病治療薬にはない血糖低下に加えて体重減少，血圧低下，脂質改善といった多彩な効果を発揮する．一方で，作用機序に起因すると思われるさまざま

な随伴症状が起こりうることは，臨床試験の段階から確認されていた．市販後の早い段階で，種々の副作用報告が相当数集積されたことを受け，適正使用のためのRecommendationが出された．ここではその経緯とともに，どのように受けとめればよいかについて概説する．

2 >> Recommendationが出された経緯

SGLT2阻害薬は，わが国が創薬の発想から臨床試験に至るまで，終止，世界に先駆けてきた薬剤である．インスリン作用に依拠せず，尿糖排泄促進という既存薬とは全く異なるユニークな作用機序であるがゆえに，既存薬では経験しなかった安全性プロファイルを示す．多尿，頻尿，体液量減少に伴う立ちくらみ，性器感染症，ケトン体上昇，SU薬との併用時の低血糖リスクなどは，本製剤投与症例数が総計5,000例以上に上ると思われるわが国での臨床試験において確認されていた[1,2]．しかし，いずれも予測の範囲内であり，かつ頻度，程度は十分に認容できるレベルであると判断された．同時に，十分な血糖降下作用に加えて既存薬にない多彩な代謝改善プロファイルが評価され，本邦では，すでに6製剤が承認されている．臨床試験というある程度限られた患者対象とはいえ，この承認に至るまでの経緯は，本薬剤の安全性プロファイルを理解するうえで重要なポイントである．

2014年4月から6月にかけて4製剤が上市されたが，比較的早期から，皮膚症状や脱水に関連する副作用報告が数多くなされた．因果関係は不明であるが死亡例の報告も得られた．この状況を受けて，日本糖尿病学会を中心とした有識者による「SGLT2阻害薬の適正使用に関する委員会」が発足した．2014年6月13日に第1報となる「SGLT2阻害薬の適正使用に関するRecommendation」を公表し，その後の情報の蓄積を受けて，同年8月29日に改訂を行った（表1）[3]．さらに2016年に入り，先行5製剤の高齢者を対象とした特定使用成績調査[4]の結果がほぼ出揃ったことを受けて，5月12日に2度目の改訂を行った（表2）．

表1 SGLT2阻害薬の適正使用に関するRecommendation（2014年）

1. インスリンやSU薬等インスリン分泌促進薬と併用する場合には，低血糖に十分留意して，それらの用量を減じる．インスリンとの併用は治験で安全性が検討されていないことから特に注意が必要である．患者にも低血糖に関する教育を十分行うこと．
2. 高齢者への投与は，慎重に適応を考えたうえで開始する．発売から3カ月間に65歳以上の患者に投与する場合には，全例登録すること．
3. 脱水防止について患者への説明も含めて十分に対策を講じること．利尿薬との併用は推奨されない．
4. 発熱・下痢・嘔吐などがあるときないしは食思不振で食事が十分摂れないような場合（シックデイ）には必ず休薬する．
5. 本剤投与後，薬疹を疑わせる紅斑などの皮膚症状が認められた場合には速やかに投与を中止し，皮膚科にコンサルテーションすること．また，必ず副作用報告を行うこと．
6. 尿路感染・性器感染については，適宜問診・検査を行って，発見に努めること．問診では質問紙の活用も推奨される．発見時には，泌尿器科，婦人科にコンサルテーションすること．
7. 原則として，本剤は当面他に2剤程度までの併用が推奨される．

SGLT2阻害薬の適正使用に関する委員会（策定：2014年6月13日，改訂：2014年8月29日）

表2 SGLT2阻害薬の適正使用に関するRecommendation（2016年）

1. インスリンやSU薬等インスリン分泌促進薬と併用する場合には，低血糖に十分留意して，それらの用量を減じる．患者にも低血糖に関する教育を十分行うこと．
2. 75歳以上の高齢者あるいは65歳から74歳で老年症候群（サルコペニア，認知機能低下，ADL低下など）のある場合には慎重に投与する．
3. 脱水防止について患者への説明も含めて十分に対策を講じること．利尿薬の併用の場合に特に脱水に注意する．
4. 発熱・下痢・嘔吐などがあるときないしは食思不振で食事が十分摂れないような場合（シックデイ）には必ず休薬する．
5. 全身倦怠・悪心嘔吐・体重減少などを伴う場合には，血糖値が正常に近くてもケトアシドーシスの可能性があるので，血中ケトン体を確認すること．
6. 本剤投与後，薬疹を疑わせる紅斑などの皮膚症状が認められた場合には速やかに投与を中止し，皮膚科にコンサルテーションすること．また，必ず副作用報告を行うこと．
7. 尿路感染・性器感染については，適宜問診・検査を行って，発見に努めること．問診では質問紙の活用も推奨される．発見時には，泌尿器科，婦人科にコンサルテーションすること．

SGLT2阻害薬の適正使用に関する委員会（2016年5月12日改訂）

3 》 Recommendationが意味するもの

　本製剤の臨床応用開始から1～2カ月の短期間に，前述した皮膚症状などの副作用報告が，正確な頻度は不明であるものの，相当数集積したことを受けて，発売開始から3カ月という異例の速さで今回のRecommendationは策定された．Recommendationの最大の意義は，実臨床での安全性プロファイルが確立されるまでの間，ある程度予測可能な有害事象の発現あるいは予測できない重大な副作用の拡大を未然に防ぐことにある．

　筆者は適正使用に関する委員会構成メンバーの一員であるが，Recommendation策定の背景については，個人的見解も含めていくつかの要因をあげたい．そもそも年齢，併用薬，併発疾患などの制限に加えて，限られた症例数を対象とする臨床試験で得られた成績は，必ずしも実臨床での有効性や安全性の担保に十分ではない．したがって，市販後の一定期間は，特に安全性を重視した適正使用を推進することで，有用性プロファイルを確立していくことが望まれる．したがって，本製剤に限らず，新規糖尿病治療薬に関しては，発売開始後の早い時期に，適正使用に関する何らかの指針の策定は今後も必要であろう．

　別の観点から，今回のRecommendation策定に関する特殊な背景として，同一時期に複数の同効薬が上市されたことがあげられる．投与対象者の急激な増加によって臨床試験結果からは予測できない有害事象が一気に広がる事態は避けねばならないとの想いは委員会メンバーの総意であったといえよう．

　実臨床下での安全性評価が定まらない時点での，最初のRecommendationは皮膚症状に関する記述以外は，本製剤の特性から想定した一般的な注意喚起である．一方で，すべてのSGLT2阻害薬に対して，発売開始から3カ月間に使用開始した高齢患者を登録し，1年間にわたる前向きの安全性に関する調査を義務付けた高齢者特定使用成績調査は，実臨床下での安全性評価において有用性に富む情報を提供した[5,6]．いずれの製剤も，過去の臨床試験で得られた安全性プロファイルと一貫した成績が得られており，

特に高齢者においてリスクが高まることはないとの結論であった．その結果を受けて，発売開始から2年以上を経た2016年5月に大幅な改訂がなされたが，本薬の安全性評価に関して高齢者においてもほぼ非高齢者と同様と考えてよいとのメッセージが込められている．とはいえ，特に75歳以上の高齢者などで身体能力や認知機能の低下といった高齢者特有の状態には十分な配慮が求められる．

4 》Recommendationを実臨床にどう生かすか？

　Recommendationはあくまで，重篤な副作用から患者を守るための，ある意味過剰ともいえる注意喚起といった性質のものであるが，すべての薬物療法に一定のリスクはつきものであることをまず理解すべきであろう．薬物療法の目的は，治療の目標達成のためになされるものである．ゆえに処方医は，治療によるリスクとベネフィットのバランスを常に意識せねばならない．SGLT2阻害薬が優れた臨床的ベネフィットを有する点は紛れもない事実であろう．血糖，血圧，脂質，肥満の改善，尿酸値低下，膵臓保護効果，インスリン感受性増強，交感神経活性化抑制といった血管イベントリスク因子に対する多面的な改善効果は，既存薬にないものであり，アンメットニーズをかなり解消してくれる薬剤といえる[7]．加えて心血管イベント既往患者の心血管死や心不全による入院の大幅な抑制，腎保護効果といった臨床エンドポイントの改善が明らかにされた唯一の経口糖尿病薬である[8,9]．われわれは，EMPA-REGアウトカム試験のアジア人でのサブ解析を行ったが，全体の成績よりもさらに優れた結果が示された[10]．

　一方，本薬の作用機序から想定される有害事象は，ある程度，予測が可能なものが多い．Recommendationも想定範囲内の記載であり，患者をトリアージし，かつ十分に説明することで対応が可能と思われる．しかし臨床応用の実態をみると，安全性への過剰なほどの懸念からか，浸透率はきわめて低く，実臨床における，本薬の有用性について，いまだ十分に評価できるレベルにあるとは言い難い．今，本薬のおかれた現状を冷静に判断し，本薬のリスク・ベネフィット比を科学的に検証することが求められて

いる．リスク・ベネフィット比に優れた薬剤は，糖尿病薬物療法に欠かせないものである．そのためにも現行のRecommendationを冷静に判断し，リスク・ベネフィットの観点から，有用性評価を加えていくことで，Recommendationはより充実したものに改訂されることを期待したい（図）．

くり返しになるが，糖尿病薬物療法には常に一定のリスクがあり，すべての治療薬に相応のリスクはありうる．SU薬やメトホルミンにしても，適正使用がなされないと，重大な副作用を招く．治療薬の選択はリスクとベネフィットのバランスによって決められるべきものである．SGLT2阻害薬は適正使用によって，既存治療薬にはない大きなベネフィットが得られる可能性を大いに秘めた薬剤である．そこにRecommendationが適切かつ冷静に応用されることを願うものである．

ベネフィット

- ユニークな血糖低下作用
  （すべての既存薬との併用が可能）
- 体重低下作用：肥満改善
- インスリン感受性増強・膵β細胞保護
- 心血管リスク因子改善効果
  （血圧低下，脂質改善，抗炎症作用，高インスリン血症是正）
- イベント既往者の心血管死，総死亡抑制
  （EMPA-REG）：life saving drug
- 腎保護効果（EMPA-REG）
- 脂肪肝，NASH，NAFLDの改善

リスク

- 循環血漿量の減少に伴う諸症状
  ⇒高齢者（？）
    利尿薬使用者（？）
- 低血糖（SU薬、インスリン併用時）
- 泌尿器・生殖器感染症
- ケトン体増加：DKA
  ⇒インスリン分泌能著明低下の患者への投与に注意
- 筋肉量減少（サルコペニア？），皮膚症状（？），骨折（？）

概ね予測ができ回避が可能．高齢者特定使用成績調査の結果，安全性は臨床試験時とほぼ同等

ベネフィットとリスクのバランスを考慮した患者選択は重要

図 ベネフィット・リスクでみたSGLT2阻害薬の特徴

参考文献

1) Kaku K, et al : Efficacy and safety of dapagliflozin as a monotherapy for type 2 diabetes mellitus in Japanese patients with inadequate glycaemic control: a phase II multicentre, randomized, double-blind, placebo-controlled trial. Diabetes Obes Metab, 15 : 432-440, 2013
2) Kaku K, et al : Efficacy and safety of monotherapy with the novel sodium/glucose cotransporter-2 inhibitor tofogliflozin in Japanese patients with type 2 diabetes mellitus: a combined Phase 2 and 3 randomized, placebo-controlled, double-blind, parallel-group comparative study. Cardiovasc Diabetol, 13 : 65, 2014
3) 日本糖尿病学会SGLT2阻害薬の適正使用に関する委員会：日本糖尿病学会SGLT2阻害薬の適正使用に関するRecommendation. http://www.jds.or.jp/
4) 独立行政法人医薬品医療機器総合機構：SGLT2阻害薬の長期使用時の市販後安全性に関する品目横断的研究　https://www.pmda.go.jp/files/000198453.pdf
5) Terauchi Y, et al : Safety of ipragliflozin in elderly Japanese patients with type 2 diabetes mellitus (STELLA-ELDER): Interim results of a post-marketing surveillance study. Expert Opin Pharmacother, 17 : 463-471, 2016
6) Utsunomiya K, et al : Japanese study of tofogliflozin with type 2 diabetes mellitus patients in an observational study of the elderly (J-STEP/EL): A 12-week interim analysis. J Diabetes Investig, 7 : 755-763, 2016
7) 加来浩平：新たな作用機序による経口血糖効果薬（選択的SGLT2阻害薬）の有効性と安全性. 診療と新薬, 50：607-614, 2013
8) Zinman B, et al : Empagliflozin, Cardiovascular Outcomes, and Mortality in Type 2 Diabetes. N Engl J Med, 373 : 2117-2128, 2015
9) Wanner C, et al : Empagliflozin and Progression of Kidney Disease in Type 2 Diabetes. N Engl J Med, 375 : 323-334, 2016
10) Kaku K, et al: Empagliflozin and Cardiovascular Outcomes in Asian Patients with Type 2 Diabetes and Established Cardiovascular Disease: Results from EMPA-REG OUTCOME. Circ J, 2016 doi: 10.1253/circj.CJ-16-1148

<加来浩平>

第2章

SGLT2阻害薬はこう使う

Case 1

BMI 23〜25程度の患者

■■ 症例1 ■■

44歳男性,身長167 cm,体重67 kg(BMI 24),血圧145/84 mmHg

現病歴:4年前に健康診断で血糖高値を指摘されたが,通院していなかった.2年前に糖尿病をもつ父親が心筋梗塞を発症して入院したことをきっかけに通院を開始.食事療法,運動療法,禁煙を指示され,シタグリプチン(ジャヌビア®)50 mgを開始したが,禁煙後から徐々に体重が増加し,HbA1c 7.4%となったため,SGLT2阻害薬の使用を検討することとした.
既往歴:なし
家族歴:父:糖尿病,心筋梗塞
検査所見:空腹時血糖131 mg/dL,HbA1c 7.4%,LDL-C 139 mg/dL,HDL-C 38 mg/dL,TG 151 mg/dL

Point 禁煙後であり,今後の体重増加が予想される

　禁煙後に体重が増加することはよく知られているが,これまで有効な対処方法がなかったのも事実であり,体重を減少させるSGLT2阻害薬が使用可能になった意義は大きい.糖尿病の症例においてはSGLT2阻害薬の併用下で禁煙指導を行うことで体重増加のリスクを軽減できる可能性がある.

| 処方例 |

・シタグリプチン（ジャヌビア®）1回50 mg，1日1回（朝食後）
・イプラグリフロジン（スーグラ®）1回50 mg，1日1回（朝食後）

Advice

SGLT2阻害薬を内服する際に頻尿になる可能性が高いことはすべての患者に説明した方がよい．脱水のリスクが高い症例には水分500〜1,000 mLの追加摂取を勧めることでリスクを軽減できる可能性があるが，現時点でそのことを証明したエビデンスはない．

症例2

62歳女性，身長152 cm，体重54 kg（BMI 23），血圧132/69 mmHg

現病歴：1年前に胸痛で救急搬送となり，心筋梗塞の診断にてステント留置となった．その際に未治療の糖尿病が発見され，シタグリプチン（グラクティブ®）50 mg開始となった．1年後の心エコーにてEF 50％，HbA1c 7.2％であり，より厳格な血糖コントロールが必要であることからSGLT2阻害薬を検討することとなった．
既往歴：心筋梗塞
家族歴：母：糖尿病，心筋梗塞，父：脳梗塞
検査所見：空腹時血糖129 mg/dL，HbA1c 7.2％，LDL-C 92 mg/dL，HDL-C 43 mg/dL，TG 138 mg/dL，EF 50％，NT-proBNP 817 pg/mL

Point 心筋梗塞後であり，心機能が低下している

　SGLT2阻害薬が心血管イベントおよび心不全による入院を抑制する効果をもつことが大規模臨床試験で報告されている[1,2]．本症例では心筋梗塞の既往があり，慢性心不全を合併していることから，SGLT2阻害薬の投与が有益となる可能性が高く，BMI 23であっても心保護効果を期待してSGLT2阻害薬を使用する価値は十分にあると思われる．

| 処方例 |

・シタグリプチン（グラクティブ®）1回50 mg，1日1回（朝食後）
・エンパグリフロジン（ジャディアンス®）1回10 mg，1日1回（朝食後）

Advice

　心不全の長期予後を改善させるエビデンスをもつ利尿薬が少ないため，心不全を合併した糖尿病の症例には利尿薬としてSGLT2阻害薬を優先的に使うべきとの意見がある．現在，欧米では慢性心不全の症例を対象としたSGLT2阻害薬の大規模臨床試験が計画されており，将来的には糖尿病のない心不全の症例にもSGLT2阻害薬が使えるようになる可能性がある．

参考文献
1) Zinman B, et al : Empagliflozin, Cardiovascular Outcomes, and Mortality in Type 2 Diabetes. N Engl J Med, 373 : 2117-2128, 2015
2) Sonesson C, et al : Cardiovascular effects of dapagliflozin in patients with type 2 diabetes and different risk categories: a meta-analysis. Cardiovasc Diabetol, 15 : 37, 2016

＜瀧端正博＞

Case 2

年齢65〜70歳程度の患者

■■ 症例1 ■■

67歳男性，身長152 cm，体重58 kg（BMI 25），血圧124/64 mmHg

現病歴：4年前よりメトホルミン（メトグルコ®）500 mg，ビルダグリプチン（エクア®）100 mgによる治療を受けており，血糖コントロール良好であったものの，退職してから体重増加とともにHbA1cも上昇し，食事療法，運動療法を行うもHbA1c 7.5％まで至ったことでSGLT2阻害薬の使用を検討することとした．
既往歴：なし
家族歴：母：糖尿病
検査所見：空腹時血糖138 mg/dL，HbA1c 7.5％，LDL-C 124 mg/dL，HDL-C 43 mg/dL，TG 187 mg/dL，ADL良好，認知機能正常

Point 65歳以上だが老年症候群の合併がない

SGLT2阻害薬の高齢者安全性調査の結果[1]を受け，2016年5月に日本糖尿病学会から「75歳以上の高齢者あるいは65歳から74歳で老年症候群（サルコペニア，認知機能低下，ADL低下など）のある場合には慎重に投与する」とのRecommendationが示された．本症例は老年症候群の合併がないことからSGLT2阻害薬は比較的使用しやすいと考えられる．

| 処方例 |

- メトホルミン（メトグルコ®）1回250 mg，1日2回（朝夕食後）
- ビルダグリプチン（エクア®）1回50 mg，1日2回（朝夕食後）
- ダパグリフロジン（フォシーガ®）1回5 mg，1日1回（朝食後）

Advice

　高齢者は低血糖を起こしやすいため，低血糖リスクを増大させるSU薬，グリニド薬，インスリンの使用はなるべく控えた方がよい．一方でメトホルミン，DPP-4阻害薬，SGLT2阻害薬は低血糖を起こしにくいため，低血糖の観点からみればこれらの薬剤は高齢者にとっても使いやすい薬剤であるといえる．

■■ 症例2 ■■

70歳女性，身長167 cm，体重75 kg（BMI 27），血圧138/71 mmHg

現病歴：3年前よりメトホルミン（メトグルコ®）500 mg，リナグリプチン（トラゼンタ®）5 mgにて血糖コントロール良好であったが，甘いものが好きで過食を止められず，食事療法，運動療法を行うもHbA1c 7.4％まで上昇．他院精神科でうつ病の治療中であり，これ以上の食事療法の強化は本人のストレス増加につながる可能性が高いことから，SGLT2阻害薬の使用を検討することとした．
既往歴：なし
家族歴：なし
検査所見：空腹時血糖132 mg/dL，HbA1c 7.4％，LDL-C 117 mg/dL，HDL-C 46 mg/dL，TG 313 mg/dL，ADL良好，認知機能正常

Point 食事療法のストレスが大きい

　高齢者における過度な食事療法，運動療法の指導は精神的なストレスにつながることも多く，精神科の疾患を合併している場合は必要以上に遵守を求めない方がよい場合もある．SGLT2阻害薬は食事療法のストレスを緩和させる可能性があるため，精神的な要因などで食事療法が困難な高齢者にとっては使用する価値が高いと思われる．

| 処方例 |

・メトホルミン（メトグルコ®）1回250 mg，1日2回（朝夕食後）
・リナグリプチン（トラゼンタ®）1回5 mg，1日1回（朝食後）
・トホグリフロジン（アプルウェイ®）1回20 mg，1日1回（朝食後）

Advice

　うつ病を合併する場合，糖尿病の治療を優先させるべきかうつ病の治療を優先させるべきか判断に悩むことがある．食事療法，運動療法の過度な指導は高齢者にとって心理的な負担につながることも多いため，あえて指導は緩やかに行い，薬剤を中心とした治療に切り替えた方が良い結果が得られることもある．

参考文献

1) Terauchi Y, et al : Safety of ipragliflozin in elderly Japanese patients with type 2 diabetes mellitus (STELLA-ELDER): Interim results of a post-marketing surveillance study. Expert Opin Pharmacother, 17 : 463-471, 2016

＜瀧端正博＞

Case 3

ドラッグナイーブの患者〜DPP-4阻害薬か？ SGLT2阻害薬か？

症例1

35歳男性，身長174 cm，体重92 kg（BMI 30），血圧147/72 mmHg

現病歴：3年前より健康診断で血糖が高いといわれていたが，放置していた．健康診断を受けるたびにHbA1c，体重，血圧が上昇し，HbA1c 7.2％となったため，職場の産業医から強く勧められて受診となった．
既往歴：なし
家族歴：父：なし
検査所見：空腹時血糖128 mg/dL，HbA1c 7.2％，LDL-C 133 mg/dL，HDL-C 39 mg/dL，TG 402 mg/dL

Point メタボリック症候群を合併している

　SGLT2阻害薬はHbA1cだけでなく，体重，血圧，尿酸，肝機能，微量アルブミン尿も改善させ，脂質についても中性脂肪，HDL-Cを改善させることがわかっている．本症例のようにメタボリック症候群を合併する症例にはSGLT2阻害薬は非常に適しており，今後は第一選択として使用される機会も増えてくると思われる．

| 処方例 |

・カナグリフロジン(カナグル®) 1回100 mg, 1日1回(朝食後)

Advice

BMI 25以上の症例にはDPP-4阻害薬の効果が減弱することがわかっており[1], 肥満症を合併した症例にはDPP-4阻害薬よりもSGLT2阻害薬が適していると思われる. しかし現在の世界の第一選択はメトホルミンであり, SGLT2阻害薬とDPP-4阻害薬だけでなく, メトホルミンも第一選択として使用することも考慮しておく必要がある.

症例2

54歳女性, 身長158 cm, 体重52 kg(BMI 21), 血圧113/59 mmHg

現病歴:しばらくの間, 健康診断を受けていなかった. 感冒で近医を受診した際, 採血にてHbA1c 7.6%であり, 糖尿病と診断された. 食事療法, 運動療法を受けるもHbA1c 7.4%までしか改善せず, 経口血糖降下薬の処方が検討された.
既往歴:なし
家族歴:父:なし
検査所見:空腹時血糖125 mg/dL, HbA1c 7.4%, LDL-C 99 mg/dL, HDL-C 56 mg/dL, TG 67 mg/dL

Point やせ型であり，インスリン分泌低下による糖尿病が疑われる

　DPP-4阻害薬は欧米人に比べて日本人で有効性が高く，その差はBMIの違いに起因すると考えられている[1]．本症例はやせ型であることからインスリン抵抗性による糖尿病ではなく，インスリン分泌不全による糖尿病の可能性が高いことから，第一選択にはインスリン抵抗性を改善するSGLT2阻害薬よりもインスリン分泌を補うDPP-4阻害薬を使用する．

| 処方例 |

・テネリグリプチン（テネリア®）1回20 mg，1日1回（朝食後）

Advice

　SGLT2阻害薬の有効性と安全性はBMIに依存しないことがわかっており[2]，実際にはやせ型の症例であってもSGLT2阻害薬は十分に使用できる．しかしやせ型の症例の場合，1型糖尿病のように極端にインスリン分泌能が低下している場合があり，安易な使用は糖尿病性ケトアシドーシスを誘発してしまう可能性があるため，慎重に使用すべきである．

参考文献
1) Takihata M, et al : Comparative study of sitagliptin with pioglitazone in Japanese type 2 diabetic patients: the COMPASS randomized controlled trial. Diabetes Obes Metab, 15 : 455-462, 2013
2) Kashiwagi A, et al : Efficacy and safety of ipragliflozin in Japanese patients with type 2 diabetes stratified by body mass index: A subgroup analysis of five randomized clinical trials. J Diabetes Investig, 7 : 544-554, 2016

＜瀧端正博＞

Case 4
他の糖尿病治療薬からの切り替えを検討中の患者

■■ 症例1 ■■

63歳男性，身長165 cm，体重72 kg（BMI 26），血圧146/73 mmHg

現病歴：3年前より糖尿病の診断あり，グリメピリド（アマリール®）0.5 mg，アナグリプチン（スイニー®）200 mgによる治療が開始された．しかし徐々に体重とHbA1cが悪化し，グリメピリド2 mgまで増量するもHbA1c 7.6％まで上昇．低血糖発作も認めるようになった．体重増加，低血糖のリスクを軽減するために治療方針を見直すこととなり，SGLT2阻害薬を検討することとなった．
既往歴：なし
家族歴：なし
検査所見：空腹時血糖141 mg/dL，HbA1c 7.6％，LDL-C 114 mg/dL，HDL-C 41 mg/dL，TG 223 mg/dL

Point SU薬による体重増加と低血糖が起きている

　SU薬の副作用は体重増加と低血糖であり，早期からSU薬を使用すると体重増加と低血糖の出現でその後の管理が難しくなることがよくみられる．本症例のように体重増加と低血糖をきたしている場合はすみやかにSU薬を減量し，インスリン抵抗性を改善するメトホルミンやSGLT2阻害薬を中心とした治療に切り替える必要がある．

| 処方例 |

- グリメピリド（アマリール®）1回2 mg→1 mg，1日1回（朝食後）
- アナグリプチン（スイニー®）1回100 mg，1日2回（朝夕食後）
- ルセオグリフロジン（ルセフィ®）1回2.5 mg，1日1回（朝食後）

Advice

SU薬による重症低血糖は心血管イベントのリスクを上昇させる[1]ことから安易な使用は慎まなければならない．本症例のようにSU薬を半量とし，インスリン抵抗性を改善させるSGLT2阻害薬やメトホルミンを追加することで，よりHbA1cを下げるとともに体重増加と低血糖のリスクを下げることができる．

症例2

58歳女性，身長158 cm，体重74 kg（BMI 30），血圧141/68 mmHg

現病歴：6年前より糖尿病の診断あり，メトホルミン（メトグルコ®）1,000 mg，サキサグリプチン（オングリザ®）5 mg，ピオグリタゾン（アクトス®）15 mgによる治療を受けていた．HbA1c 6.7%で安定していたが，体重が改善せず，下腿浮腫も合併していることから処方内容を見直すこととなった．

既往歴：なし

家族歴：なし

検査所見：空腹時血糖119 mg/dL，HbA1c 6.7%，LDL-C 102 mg/dL，HDL-C 41 mg/dL，TG 97 mg/dL

Point ピオグリタゾンによる体重増加と下腿浮腫が起きている

　ピオグリタゾンでよくみる副作用は体重増加と下腿浮腫[2]であり，心不全や骨折のリスクも上昇させる可能性が指摘されている[3]ことから慎重に使用しなければならない．本症例では肥満症，下腿浮腫を合併していることからピオグリタゾンよりも体重の減少および下腿浮腫の改善効果をもつSGLT2阻害薬の方が適していると思われる．

| 処方例 |

・メトホルミン（メトグルコ®）1回500 mg，1日2回（朝夕食後）
・サキサグリプチン（オングリザ®）1回5 mg，1日1回（朝食後）
・トホグリフロジン（デベルザ®）1回20 mg，1日1回（朝食後）

Advice

　ピオグリタゾンからSGLT2阻害薬に切り替える場合，ピオグリタゾンによる体重増加分とSGLT2阻害薬による体重減少分を合わせて1カ月で3 kg近く体重が下がることがある．体重が急激に下がることに驚く患者も多いので，事前に説明しておく必要がある．

参考文献

1) Goto A, et al : Severe hypoglycaemia and cardiovascular disease: systematic review and meta-analysis with bias analysis. BMJ, 347 : f4533, 2013
2) Takihata M, et al : Comparative study of sitagliptin with pioglitazone in Japanese type 2 diabetic patients: the COMPASS randomized controlled trial. Diabetes Obes Metab, 15 : 455-462, 2013
3) Kahn SE, et al : Rosiglitazone-associated fractures in type 2 diabetes: an Analysis from A Diabetes Outcome Progression Trial (ADOPT). Diabetes Care, 31 : 845-851, 2008

＜瀧端正博＞

Case 5

インスリンとの併用

■■ 症例1 ■■

47歳男性，身長175 cm，体重84 kg（BMI 27），血圧143/72 mmHg

現病歴：3年前に教育入院を行い，その後インスリン管理となっていた．退院時の体重72 kgであったが，その後体重は徐々に増え続け，インスリンアスパルト（ノボラピッド®）(10-6-8)，インスリンデグルデク（トレシーバ®）(0-0-0-24) にてHbA1c 8.2%，体重84 kgとなったことから，治療方針を見直すこととなった．
既往歴：なし
家族歴：父：糖尿病
検査所見：空腹時血糖175 mg/dL，HbA1c 8.2%，LDL-C 132 mg/dL，HDL-C 35 mg/dL，TG 235 mg/dL，血中CPR 3.6 ng/mL

Point インスリンによる体重増加が起きている

インスリンの副作用は体重増加と低血糖であり，重症の低血糖発作は心血管イベントのリスクを上昇させる[1]ことから安易な使用は慎まなければならない．本症例では肥満症の合併によりインスリン抵抗性が高いことが予想されるため，インスリンの増量よりもインスリン抵抗性を改善して体重を減少させるSGLT2阻害薬を使用した方がよい（図1）．

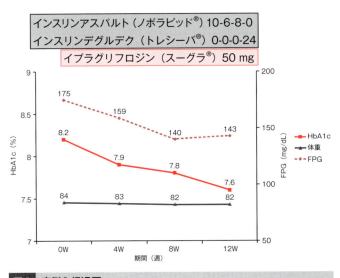

図1 症例1経過図

| 処方例 |

- インスリンアスパルト（ノボラピッド®）(10-6-8-0) → 変更なし
- インスリンデグルデク（トレシーバ®）(0-0-0-24) → 変更なし
- イプラグリフロジン（スーグラ®）1回50 mg，1日1回（朝食後）

Advice

インスリンの副作用である体重増加はSGLT2阻害薬を併用することで抑えることができる．本症例では空腹時血糖が十分に高値であることから低血糖が起こる可能性は低いと判断し，インスリン単位数は変えずにそのままSGLT2阻害薬を追加とした．

> ### ■■ 症例2 ■■
>
> 62歳女性，身長148 cm，体重62 kg（BMI 28），血圧145/73 mmHg
>
> ---
>
> **現病歴**：2年前に教育入院を行い，その後インスリン管理となっていた．メトホルミン（メトグルコ®）1,000 mg，インスリングルリジン（アピドラ®）（8-4-6），インスリングラルギン（ランタス®）（0-0-0-15）にてHbA1c 6.7%と血糖コントロール良好であったが，患者本人から体重を減らしたいとの希望あり，SGLT2阻害薬の併用を検討することとなった．
> **既往歴**：なし
> **家族歴**：なし
> **検査所見**：空腹時血糖117 mg/dL，HbA1c 6.7%，LDL-C 122 mg/dL，HDL-C 42 mg/dL，TG 157 mg/dL，血中CPR 2.3 ng/mL

Point 減量の希望がある

　SGLT2阻害薬が普及している地域では患者の方からSGLT2阻害薬による減量を申し出て来ることが少なくない．実臨床では血糖コントロールが良好であっても，患者のモチベーションを高めるためにSGLT2阻害薬を使用することがある（図2）．

｜処方例｜

- インスリングルリジン（アピドラ®）（8-4-6-0）→（6-3-4-0）
- インスリングラルギン（ランタス®）（0-0-0-15）→（0-0-0-12）
- メトホルミン（メトグルコ®）1回500 mg，1日2回（朝夕食後）
- ダパグリフロジン（フォシーガ®）1回5 mg，1日1回（朝食後）

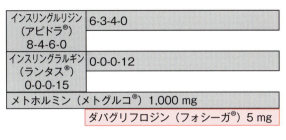

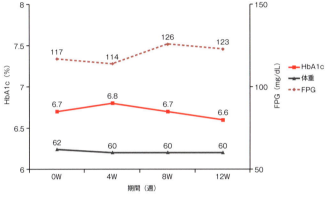

図2 症例2経過図

> ### Advice
>
> 　血糖コントロールが良好な場合，経口血糖降下薬を追加する際にはインスリンを減量しなければならないが，標準量のSGLT2阻害薬を追加する場合，インスリンをどれだけ減量したらよいかについては議論がある．経験的には20〜30％の減量が必要との意見が多いが，症例によってインスリンの感受性は大きく異なるため，慎重に行う必要がある．

参考文献
1) Goto A, et al : Severe hypoglycaemia and cardiovascular disease: systematic review and meta-analysis with bias analysis. BMJ, 347 : f4533, 2013

＜瀧端正博＞

Case 6

SU薬との併用

症例1

64歳 男性，身長167 cm，体重77 kg（BMI 27.6），（eGFR 64.9 mL/分/1.73m²）

病名：2型糖尿病，高血圧，脂質異常症
現病歴：約20年前に糖尿病と診断されたが中断をくり返していた．しかし3年前からはまじめに当院通院中．グリメピリド（アマリール®）1 mg投与にて空腹時血糖（FPG）160 mg/dL，HbA1c 7.3％で，「痩せたい」と希望されたためグリメピリドを0.5 mgに半減してイプラグリフロジン（スーグラ®）50 mgを追加投与した．
家族歴：伯母が糖尿病

Point SU薬単独では血糖コントロールが不十分な肥満症例

　SU薬単独ではHbA1c 7％未満を達成できていないためさらなる治療強化が求められる症例である．この症例の場合，血糖を低下させるにはメトホルミンやDPP-4阻害薬を追加することもできるが，それらでは減量効果は少ない．そこで強い血糖降下作用と減量効果が期待できるSGLT2阻害薬を追加投与した．なお，SGLT2阻害薬をSU薬と併用する場合は低血糖に十分留意し，SU薬を減じることがRecommendation[1]に記されている．本症例のSU薬は少量であるが念のため減量した（図1）．
　本剤投与により低血糖症状は全く認めずHbA1cも体重も順調に低下し

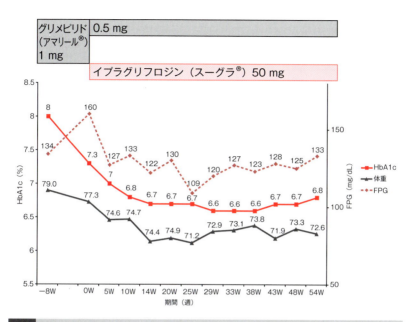

図1 症例1経過図

1年後には6.8%,73 kgに改善した.

| 処方例 |

・グリメピリド（アマリール®）1回 0.5 mg,1日1回（朝食後）
・イプラグリフロジン（スーグラ®）1回 50 mg,1日1回（朝食後）

Advice

SGLT2阻害薬併用時のSU薬の減量について

　SGLT2阻害薬はDPP-4阻害薬のようにSU薬との相乗効果はみられないので,コントロール不良者や少量のSU薬の場合は減量する必要性は少ないが,この症例のように**血糖コントロールがあまり**

悪くない場合や高用量のSU薬を投与している場合は減量の必要があると思われる．

症例2

70歳 女性，身長161 cm，体重69 kg（BMI 26.6），（eGFR 60.6 mL/分/1.73m^2）

病名：2型糖尿病
現病歴：約14年前に糖尿病と診断され当院通院中．グリメピリド（アマリール®）0.5 mgとシタグリプチン（グラクティブ®）50 mg投与にて食後4時間血糖124 mg/dL，HbA1c 7.9％と血糖コントロール不十分であり，「痩せたい」と希望されたためダパグリフロジン（フォシーガ®）5 mgを追加投与した．
家族歴：両親が糖尿病

Point SU薬とDPP-4阻害薬の併用で血糖コントロール不十分な肥満症例

　従来はこのような患者には一般的にメトホルミンを追加投与することが多いが，この症例は少量のメトホルミンでも悪心や嘔吐を招くので投与できず，ピオグリタゾン（アクトス®）では体重増加の心配があり，α-GI薬でも消化器症状の出現が危惧されるため，それらの副作用が少ないSGLT2阻害薬を追加投与した（図2）．

　本剤投与により低血糖症状は全く認めずHbA1cも体重も順調に低下し1年9カ月後には7.2％，66 kgに改善した．

| 処方例 |
- グリメピリド（アマリール®）1回 0.5 mg，1日1回（朝食後）
- シタグリプチン（グラクティブ®）1回 50 mg，1日1回（朝食後）

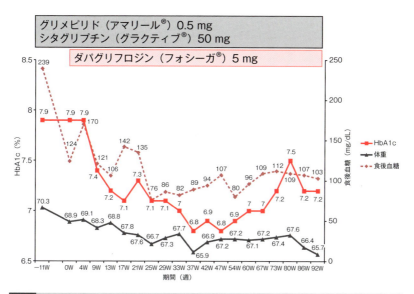

図2 症例2経過図

・ダパグリフロジン（フォシーガ®）1回5 mg，1日1回（朝食後）

Advice

この症例のようにSGLT2阻害薬の投与により長期間にわたる血糖降下作用と体重減少効果を認める症例は少なくない．

■■ 症例3 ■■

61歳 女性，身長166 cm，体重68 kg（BMI 24.7），（eGFR 73.0 mL/分/1.73m²）

病名：2型糖尿病，高血圧，脂質異常症
現病歴：約15年前に糖尿病と診断され当院通院中．グリメピリド（アマリール®）0.5 mgとシタグリプチン（グラクティブ®）50 mgとメトホルミン（メトグルコ®）1,000 mgの3剤投与にてもFPG 158 mg/dL，HbA1c 7.4％と血糖コントロール不十分であり，「痩せたい」と希望されたためトホグリフロジン（アプルウェイ®）20 mgを追加投与した．
家族歴：母が糖尿病

Point 少量のSU薬と中等量のメトホルミンとDPP-4阻害薬の3剤併用でもコントロール不十分な症例

　現在最も血糖低下作用が強いと考えられている3者併用療法を行っているが十分なコントロールができていない症例である．従来はこのような患者にはSU薬を増量するか，ピオグリタゾン（アクトス®）を追加することが多かったが，いずれも体重増加を招くことが少なくないことから「痩せたい」患者では躊躇される．SGLT2阻害薬はその心配が少ないため追加投与した（図3）．

　本剤投与により低血糖症状は全く認めずHbA1cも体重も順調に低下し1年5カ月後には6.8％，66 kgに改善した．

| 処方例 |

- グリメピリド（アマリール®）1回0.5 mg，1日1回（朝食後）
- シタグリプチン（グラクティブ®）1回50 mg，1日1回（朝食後）
- メトホルミン（メトグルコ®）1回500 mg，1日2回（朝夕食後）
- トホグリフロジン（アプルウェイ®）1回20 mg，1日1回（朝食後）

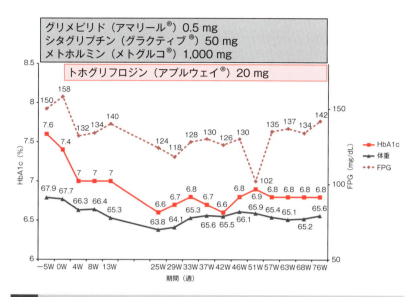

図3 症例3経過図

Advice

SGLT2阻害薬投与時の食事・運動指導

　この症例は25週後より体重増加がみられたが原因が間食と運動不足であることを本人が自覚しており，それを修正することで，長期間にわたり血糖降下作用と体重減少作用を維持できた．

　SGLT2阻害薬を処方するときは本剤で失われるカロリーは1日300〜400 kcalであるので，現在の**食事量を守らなければ効果が出ない**ことと，**筋肉量を維持するため運動を続ける**よう指導することが大切である．

参考文献
1）日本糖尿病学会SGLT2阻害薬の適正使用に関する委員会：日本糖尿病学会SGLT2阻害薬の適正使用に関するRecommendation．策定2014年6月13日；改訂2014年8月29日

〈栗原義夫〉

Case 7

ビグアナイド薬との併用

■■ 症例1 ■■

41歳 男性，身長165 cm，体重76 kg（BMI 27.9），（eGFR 107.1 mL/分/1.73m²）

病名：2型糖尿病，高血圧，脂質異常症，脂肪肝
現病歴：約5年前に糖尿病と診断され当院通院中．メトホルミン（メトグルコ®）1,500 mg投与にて食後1時間血糖値223 mg/dL，HbA1c 7.8％と血糖コントロール不十分であり，「痩せたい」と希望されたためカナグリフロジン（カナグル®）100 mgを追加投与した．
家族歴：父が糖尿病

Point 高用量メトホルミン単独ではコントロール不十分な脂肪肝を合併した肥満症例

経過とともにメトホルミンを漸増してきたが1,500 mgでもコントロールできないため，次の一手としてはDPP-4阻害薬を併用することも考えられるが，DPP-4阻害薬では体重減少を期待できない．また，脂肪肝を合併していることから減量効果が期待できるSGLT2阻害薬を追加投与した（図1）．

本剤投与により低血糖症状は全く認めずHbA1cも体重も順調に低下し9カ月後には5.8％，73 kgに改善した．また，肝機能も著明な改善が認められた．

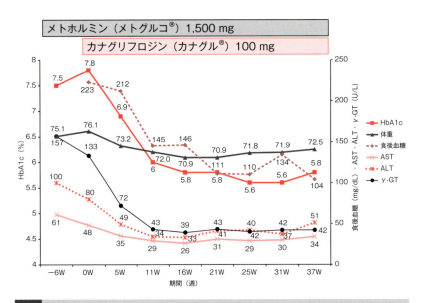

図1 症例1経過図

| 処方例 |

・メトホルミン（メトグルコ®）1回 500 mg，1日3回（毎食後）
・カナグリフロジン（カナグル®）1回 100 mg，1日1回（朝食後）

Advice

　この症例のように肥満に伴うさまざまな合併症をもった患者では血糖をコントロールしただけでは生命予後の改善は期待しにくく，肥満症を改善することが重要である．本症例のようにSGLT2阻害薬の投与で肥満症や脂肪肝の改善がみられる患者は少なくない．

SGLT2阻害薬投与時の飲水指導

　SGLT2阻害薬は利尿作用があるため特に投与初期に脱水作用に

よる体調不良をきたすことがある．それを予防するため**投与開始後1カ月間は毎食時に水をコップ1杯（200 mL）飲むように指導している**．その後尿量はあまり増えなくなることが多いが，サウナに入ったり，痛飲したり，発汗がひどいときは十分に水分を補給するよう指導することが重要である．

症例2

49歳 男性，身長176 cm，体重99 kg（BMI 32.0），（eGFR 72.1 mL/分/1.73m^2）

病名：2型糖尿病，高血圧，高尿酸血症
現病歴：約8年前に糖尿病と診断されたが放置．4年前から当院通院中．メトホルミン（メトグルコ®）1,500 mgとシタグリプチン（ジャヌビア®）100 mg投与にて空腹時血糖（FPG）131 mg/dL，HbA1c 6.9％と血糖はコントロールされていたが，「痩せる新薬を飲みたい」と希望されたためダパグリフロジン（フォシーガ®）5 mgを追加投与した．
家族歴：糖尿病なし

Point 高用量メトホルミンとDPP-4阻害薬で血糖はコントロールされている高度肥満症例

　本症例は49歳と若く低血糖リスクのある薬剤を投与していないため，HbA1cは6％未満を目標としてコントロールしたいケースである．そして，「痩せたい」という本人の希望もあり体重減少効果とさらなる血糖降下作用を期待して低血糖リスクの少ないSGLT2阻害薬を追加投与した（図2）．
　本剤投与後も低血糖症状は全く認めずHbA1cも体重も順調に低下し1年10カ月後には6.0％，92 kgに改善した．また，肝機能も改善が認められた．

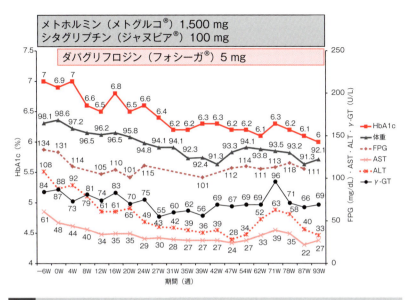

図2 症例2経過図

| 処方例 |

・メトホルミン（メトグルコ®）1回 750 mg，1日2回（朝夕食後）
・シタグリプチン（ジャヌビア®）1回 50 mg，1日2回（朝夕食後）
・ダパグリフロジン（フォシーガ®）1回 5 mg，1日1回（朝食後）

Advice

　この症例はBMIが30を超えており肥満症に介入すべきケースである．本人も痩せたいと思っている場合は食事療法や運動療法を遵守することが多くSGLT2阻害薬が奏功することがある．しかし，一般的には30〜50歳代の患者は食事療法を遵守できることが少なくSGLT2阻害薬が十分な効果を示さないことがしばしばあるが，食事療法を守らせると効いてくることもある．

症例3

58歳 女性，身長151 cm，体重75 kg（BMI 32.9），（eGFR 63.1 mL/分/1.73m²）

病名：2型糖尿病，高血圧，脂質異常症
現病歴：約7年前に糖尿病と診断され当院通院中．メトホルミン（メトグルコ®）1,500 mgとビルダグリプチン（エクア®）100 mg投与でもFPG 141 mg/dL，HbA1c 8.1％と血糖コントロール不良であり，「痩せたい」と希望されたためトホグリフロジン（アプルウェイ®）20 mgを追加投与した．
家族歴：両親が糖尿病

Point 高用量メトホルミンとDPP-4阻害薬でコントロール不十分な高度肥満症例

　本症例は高度肥満によるメタボリック症候群を合併しており減量が必須な状態である．このような症例は一般的にインスリン抵抗性が強いので次の一手として以前はピオグリタゾンが選ばれることが多かった．しかし，ピオグリタゾンは血糖値を改善しても肥満を助長してしまうことが少なくない．そこで，体重減少効果が期待でき，血糖低下作用も強いSGLT2阻害薬を投与した（図3）．

　本剤投与後も低血糖症状は全く認めずHbA1cも体重も順調に低下し1年7カ月後には6.3％，67 kgに改善した．なお，肝機能も改善した．

| 処方例 |

・メトホルミン（メトグルコ®）1回 750 mg，1日2回（朝夕食後）
・ビルダグリプチン（エクア®）1回 50 mg，1日2回（朝夕食後）
・トホグリフロジン（アプルウェイ®）1回 20 mg，1日1回（朝食後）

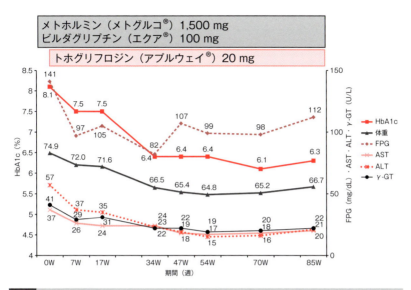

図3 症例3経過図

Advice

　この症例は本剤服用後甘いものが食べたくなったが，服用開始前に食欲亢進症状が出現することがあると説明を受けていたので我慢したという．また，痩せたことでモチベーションが上がりこの薬に非常に感謝している．SGLT2阻害薬により著明なHbA1cと体重の低下を経験した患者からは心から感謝されることが少なくない．

SGLT2阻害薬による糖尿病治療に対する意欲の変化

　当院でSGLT2阻害薬を服用した247名のアンケート調査では本剤によりモチベーションが上がった者が43.7％いた．そして，その理由で最も多かったのは体重が減ったことだった[1]．

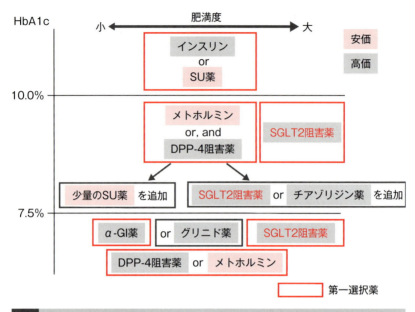

図4 当院における薬剤選択

当院における経口血糖降下薬の選択
　図4に示したように患者の肥満度とHbA1cを基準にし，さらに薬価を考慮して薬剤を選択している[1]．

参考文献
1) 栗原義夫：実臨床からみえてきたSGLT2阻害薬の有用性．Therapeutic Research, 36：983-993, 2015

＜栗原義夫＞

Case 8

α-GI薬との併用

■■ 症例1 ■■

68歳 男性，身長161 cm，体重99 kg（BMI 38.2），(eGFR 49.4 mL/分/1.73m²)

病名：2型糖尿病，重症高血圧
現病歴：約21年前に糖尿病と診断され内服治療開始．6年前から当院通院中．ボグリボース（ベイスン®）0.9 mg，メトホルミン（メトグルコ®）750 mg投与にて食後3.5時間血糖値208 mg/dL，HbA1c 7.1％と血糖コントロールは悪くないが，「痩せたい」と強く希望されたためイプラグリフロジン（スーグラ®）50 mgを追加投与した．
既往歴：9年前，腎がんのため右腎臓全摘
家族歴：父が糖尿病

Point α-GI薬と少量のメトホルミンで血糖はコントロールされている高度肥満症例

　本症例は高度肥満のため減量が必須な状態である．本人も痩せようと努力はするが効果がみられない状態が続いている．α-GI薬もメトホルミンも肥満を助長することは少ないが減量効果は多くはない．一般にこのように血糖がコントロールされている場合はSGLT2阻害薬の血糖降下作用は弱いが，体重減少効果は認められることが多いのでSGLT2阻害薬を追加投与した（図）．

　本剤投与後も低血糖症状は全く認めずHbA1cは33週目までは低下が続

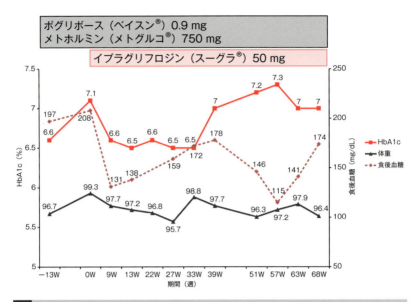

図 症例経過図

いたが食欲亢進のため体重増加に伴って上昇し7.0％になった．体重も27週までは順調に低下したが食欲亢進のため一時上昇し1年4カ月後は96 kgとなったが，3 kgの減量を認めた．

| 処方例 |

- ボグリボース（ベイスン®）1回 0.3 mg，1日3回（毎食直前）
- メトホルミン（メトグルコ®）1回 250 mg，1日3回（毎食後）
- イプラグリフロジン（スーグラ®）1回 50 mg，1日1回（朝食後）

Advice

この症例は右腎臓を摘出しておりeGFRが 49.4 mL/分/1.73m²

と腎機能の低下を認めたが本剤により半年間はHbA1cも体重も低下した．

腎機能低下者でのSGLT2阻害薬の有用性

　EMPA-REG OUTCOME試験の腎アウトカムの結果から**エンパグリフロジンはeGFRが30以上60未満の患者においてもその有効性と安全性が示され**，さらに腎保護作用もあることが報告されている[1]．

　また，本症例は本剤服用後頻尿を訴え利尿薬を止めたいと言ったので，アゾセミド（ダイアート®）90 mgを中止したが浮腫は出現せず，頻尿は改善した．筆者は通常SGLT2阻害薬を投与する場合，ループ利尿薬を飲んでいる患者ではそれを半減することにしているが，本症例では減量するのを忘れていたため頻尿をきたしてしまった．

SGLT2阻害薬投与時の利尿薬の中止と減量

　ループ利尿薬は半減すること．それで浮腫が出現したら戻し，出現しない場合は中止できることもある．しかし，**サイアザイド系利尿薬はいったん中止する**ことにしている．その理由はSGLT2阻害薬でもほぼ同等の利尿作用があることと，中止せずに本剤を投与した患者のなかに体液減少によると思われる「倦怠感」「めまい」「体調不良」などを訴えた患者がいたためである．

参考文献
1) Wanner C, et al : Empagliflozin and Progression of Kidney Disease in Type 2 Diabetes. N Engl J Med, 375 : 323-334, 2016

＜栗原義夫＞

Case 9

チアゾリジン薬との併用

■■ 症例1 ■■

58歳 男性，身長160 cm，体重70 kg（BMI 27.3），（eGFR 95.3 mL/分/1.73m²）

病名：2型糖尿病，高血圧，脂質異常症，高尿酸血症
現病歴：約18年前に糖尿病と診断され内服治療開始. 11年前から当院通院中. ピオグリタゾン（アクトス®）15 mgとメトホルミン（メトグルコ®）1,500 mg投与にて食後2時間血糖値97 mg/dL, HbA1c 7.3％と血糖コントロールはあまり悪くないが，「痩せたい」と強く希望されたためイプラグリフロジン（スーグラ®）50 mgを追加投与した.
家族歴：糖尿病なし

Point チアゾリジン薬と高用量メトホルミンで血糖コントロール不十分な肥満症例

　本症例は58歳と若くチアゾリジン薬もメトホルミンも低血糖リスクの少ない薬のためHbA1cはもっと低下させることが必要と考えられる．そこで，本人の希望している減量効果も期待でき，低血糖リスクが少なく血糖低下作用の強いSGLT2阻害薬を追加投与した（図1）．

　本剤投与後も低血糖症状は全く認めずHbA1cも体重も30週目までは順調に低下したのでピオグリタゾンを中止した．そのためHbA1cはやや上昇したが体重も増えた．それでも1年3カ月後には6.8％，66 kgに低下した．

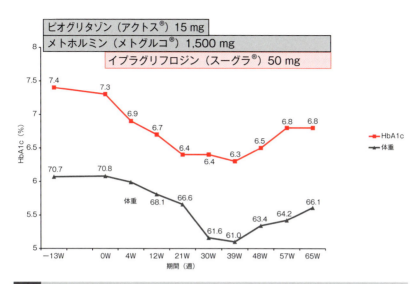

図1 症例1経過図

| 処方例 |

- ピオグリタゾン（アクトス®）1回 15 mg，1日1回（朝食後）
- メトホルミン（メトグルコ®）1回 750 mg，1日2回（朝夕食後）
- イプラグリフロジン（スーグラ®）1回 50 mg，1日1回（朝食後）

Advice

　この症例は本剤服用後HbA1cも体重も順調に低下したため7カ月目でピオグリタゾンを中止した．そのためHbA1cはやや上昇したが，減少すると思った体重が増えた理由は順調な経過に安心して食べ過ぎたことにあった．**患者はどんな血糖降下薬でも順調な経過をみて油断することはよくあることである．**

症例2

46歳 男性, 身長179 cm, 体重101 kg (BMI 31.5), (eGFR 113.1 mL/分/1.73m^2)

病名：2型糖尿病

現病歴：約10年前に糖尿病と診断され当院通院中．ピオグリタゾン（アクトス®）15 mgとメトホルミン（メトグルコ®）2,000 mg投与にて空腹時血糖（FPG）161 mg/dL，HbA1c 8.5％と血糖コントロールは不良であり，「痩せたい」と希望されたためダパグリフロジン（フォシーガ®）5 mgを追加投与した．

家族歴：糖尿病なし

Point チアゾリジン薬と高用量メトホルミンでも血糖コントロール不良な高度肥満症例

　本症例はチアゾリジン薬服用後著明な体重増加をきたし，左膝を痛めウォーキングができなくなったことから，血糖値が上昇した．この場合DPP-4阻害薬の投与も考えられるが，本人の希望している減量効果も期待でき血糖低下作用も強いSGLT2阻害薬を追加投与した（図2）．

　本剤投与によりHbA1cも体重も順調に低下し，4カ月後には歩けるようにもなり7.7％，96 kgに低下した．このまま低下が続けばよいが，十分な改善が得られなければDPP-4阻害薬やGLP-1受容体作動薬などの追加が考慮される．

| 処方例 |

- ピオグリタゾン（アクトス®）1回 15 mg，1日1回（朝食後）
- メトホルミン（メトグルコ®）1回 1,000 mg，1日2回（朝夕食後）
- ダパグリフロジン（フォシーガ®）1回 5 mg，1日1回（朝食後）

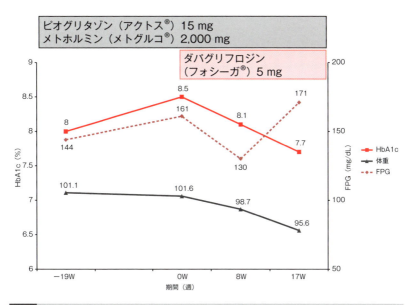

図2 症例2経過図

> **Advice**
>
> チアゾリジン薬とSGLT2阻害薬は肥満糖尿病患者に著効することが少なくないが，**両剤とも骨代謝に影響する可能性**が指摘されており[1]，特に女性への投与は注意が必要である．

参考文献
1）加来浩平：新たな作用機序による経口血糖降下薬（選択的SGLT2阻害薬）の有効性と安全性．診療と新薬，50：607-614，2013

＜栗原義夫＞

Case 10
速効型インスリン分泌促進薬（グリニド薬）との併用

■■ 症例1 ■■

59歳 男性，身長183 cm，体重91 kg（BMI 27.2），（eGFR 71.9 mL/分/1.73m^2）

病名：2型糖尿病，高血圧
現病歴：約11年前に糖尿病と診断され当院通院中．レパグリニド（シュアポスト®）1.5 mgとピオグリタゾン（アクトス®）30 mgとメトホルミン（メトグルコ®）2,000 mg投与にて空腹時血糖（FPG）95 mg/dL，HbA1c 7.2％と血糖コントロールは悪くないが，「痩せたい」というのでピオグリタゾンを中止してダパグリフロジン（フォシーガ®）5 mgを投与した．
HOMA-IR 0.9，HOMA-β 39でインスリン抵抗性は低く，インスリン分泌は不十分な状態である．
家族歴：父が糖尿病

Point 速効型インスリン分泌促進薬（グリニド薬）とチアゾリジン薬と高用量メトホルミン併用で血糖コントロールされている肥満症例

　本症例は血糖はコントロールされているが，チアゾリジン薬服用後体重増加をきたしており肥満症が解消されていない状態である．そこで，肥満を助長しているチアゾリジン薬を中止して減量効果も期待できるSGLT2阻害薬を投与した（図）．
　本剤に変更後も低血糖症状は出現せず，HbA1cも体重も順調に低下し

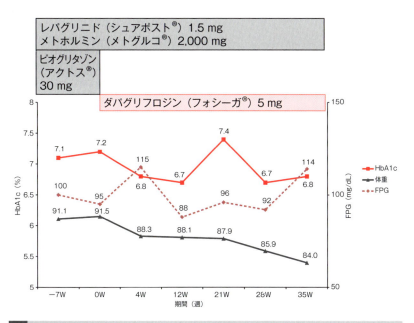

図 症例経過図

10カ月後には6.8％，84 kgに低下した．

| 処方例 |

- レパグリニド（シュアポスト®）1回 0.5 mg，1日3回（毎食直前）
- メトホルミン（メトグルコ®）1回 1,000 mg，1日2回（朝夕食後）
- ダパグリフロジン（フォシーガ®）1回 5 mg，1日1回（朝食後）

Advice

　チアゾリジン薬は肥満糖尿病患者で有効例が多く汎用されているが，肥満を改善させることはできずかえって肥満を助長してしまうことが少なくない．当院でのデータではピオグリタゾンからSGLT2

阻害薬に変更した23名ではHbA1cは有意な変動を認めなかったが，体重は平均5.2 kg減少することがわかった[1]．

　一般的にグリニド薬は少量のSU薬並の血糖降下作用を有し，食後高血糖を改善する有用な薬剤である．しかし，血糖コントロール良好者においては，まれに低血糖を起こすことがあるため注意が必要である．

参考文献
1) 栗原義夫：実臨床からみえてきたSGLT2阻害薬の有用性．Therapeutic Research, 36：983-993, 2015

＜栗原義夫＞

Case 11

DPP-4阻害薬との併用

■■ 症例1 ■■

55歳 女性，身長159 cm，体重68 kg（BMI 26.5），（eGFR 76.6 mL/分/1.73m^2）

病名：2型糖尿病，高血圧，脂質異常症，脂肪肝
現病歴：約2年前に糖尿病と診断され当院通院中．テネリグリプチン（テネリア®）20 mg投与にて空腹時血糖（FPG）179 mg/dL，HbA1c 8.3%と血糖コントロール不良であり，「痩せたい」というのでルセオグリフロジン（ルセフィ®）2.5 mgを追加投与した．
家族歴：糖尿病なし

Point DPP-4阻害薬単独では血糖コントロール不良の肥満症例

　本症例は肥満による糖尿病，高血圧，脂質異常症，脂肪肝を伴うメタボリック症候群であり，肥満症を改善する必要がある．従来はこのような場合メトホルミンかピオグリタゾンを追加投与していたが，減量効果はあまり期待できない．そこで，血糖低下作用も強力で，かつ本人も希望している減量効果も期待できるSGLT2阻害薬を追加投与した（図1）．

　本剤投与後も低血糖症状は出現せずHbA1cも体重も順調に低下し9カ月後には7.3%，65 kgに低下した．また，肝機能も改善した．しかし，さらなる血糖低下のためにはメトホルミンなどの追加が必要と思われる．

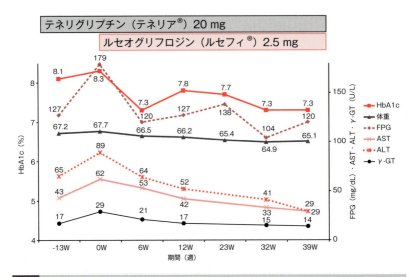

図1 症例1経過図

| 処方例 |

・テネリグリプチン（テネリア®）1回 20 mg，1日1回（朝食後）
・ルセオグリフロジン（ルセフィ®）1回 2.5 mg，1日1回（朝食後）

Advice

　DPP-4阻害薬は痩せている患者，高齢者，腎機能低下者にも投与できるため安全性が高く，血糖に応じてインスリン分泌を促進するため低血糖リスクが少ない．そのためインスリン分泌不全者が多いわが国の2型糖尿病患者にはきわめて有用性の高い薬剤である．しかしDPP-4阻害薬は肥満を助長することはないが改善することは少ない．当院でのデータでは他の経口血糖降下薬にSGLT2阻害薬をadd onした34名のHbA1cは平均1.0％，体重は平均2.2 kg低下した[1]．

> ### ■■ 症例2 ■■
>
> 52歳 女性,身長164 cm,体重104 kg(BMI 38.7),(eGFR 81.1 mL/分/1.73m²)
>
> **病名**:2型糖尿病,高血圧
> **現病歴**:約7年前に糖尿病と診断され当院通院中.リナグリプチン(トラゼンタ®)5 mgとメトホルミン(メトグルコ®)500 mg投与にてFPG 160 mg/dL,HbA1c 8.1%と血糖コントロール不良であり,「痩せたい」というのでイプラグリフロジン(スーグラ®)50 mgを追加投与した.
> **家族歴**:兄が糖尿病

Point DPP-4阻害薬と少量のメトホルミンで血糖コントロール不良の高度肥満症例

　本症例は高度肥満を合併しており,DPP-4阻害薬と少量のメトホルミンでコントロール不良のためメトホルミンを増量する方法もあるが,強い血糖降下作用を有し,減量効果も期待できるSGLT2阻害薬を追加投与した(図2).

　本剤投与後も低血糖症状は出現せず7カ月間はHbA1cも体重も順調に低下したが,その後間食が多くなりHbA1cが上昇した.しかし,間食を止めてからは改善し1年2カ月後には7.4%,99 kgに低下した.しかし,さらなる血糖低下のためにはメトホルミンの増量が必要と思われる.

| 処方例 |

・リナグリプチン(トラゼンタ®)1回5 mg,1日1回(朝食後)
・メトホルミン(メトグルコ®)1回250 mg,1日2回(朝夕食後)
・イプラグリフロジン(スーグラ®)1回50 mg,1日1回(朝食後)

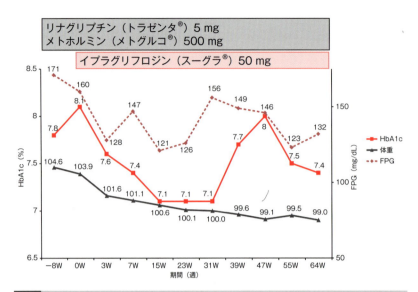

図2 症例2経過図

> ### Advice
>
> **SGLT2阻害薬による食欲の変化**
>
> SGLT2阻害薬を3カ月以上服用した当院の患者306名のアンケート調査では，急に甘いものが食べたくなるなどの食欲亢進を感じる者が約2割いた[1]．本剤を投与する場合，このことを説明しておくことは重要である．本剤投与中に効果が減弱した場合は，他の血糖降下薬を投与している場合と同様に食事療法と運動療法ができているかをチェックすることが大切である．

症例3

59歳 女性，身長151 cm，体重63 kg（BMI 27.6），（eGFR 93.4 mL/分/1.73m^2）

病名：2型糖尿病，脂質異常症，脂肪肝
現病歴：約13年前に糖尿病と診断され内服治療開始．5年前から当院通院中．シタグリプチン（ジャヌビア®）50 mgとメトホルミン（メトグルコ®）1,500 mg投与にてFPG 150 mg/dL，HbA1c 9.2％と血糖コントロール不良であり，「痩せたい」というのでエンパグリフロジン（ジャディアンス®）10 mgを追加投与した．
家族歴：母が糖尿病

Point DPP-4阻害薬と高用量メトホルミンで血糖コントロール不良の肥満症例

　従来は，DPP-4阻害薬と高用量のメトホルミンでコントロール不良の場合，肥満がなければ少量のSU薬を投与することが多いが，肥満がある場合はピオグリタゾンを投与していた．しかし，ピオグリタゾンでは肥満は改善できなかった．そこで本症例においては強い血糖降下作用を有し，肥満や脂肪肝の改善も期待できるSGLT2阻害薬を追加投与した（図3）．

　本剤投与後も低血糖症状は出現せずHbA1cも体重も順調に低下し，1年4カ月後には7.4％，59 kgに低下した．また肝機能も改善した．

| 処方例 |

・シタグリプチン（ジャヌビア®）1回50 mg，1日1回（朝食後）
・メトホルミン（メトグルコ®）1回750 mg，1日2回（朝夕食後）
・エンパグリフロジン（ジャディアンス®）1回10 mg，1日1回（朝食後）

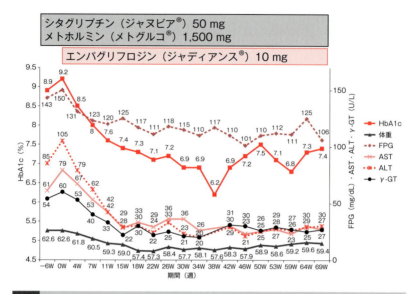

図3 症例3経過図

Advice

SGLT2阻害薬の脂肪肝改善作用

　肥満を伴う2型糖尿病患者では脂肪肝を合併していることが少なくない．これらの患者の一部は将来NASH（nonalcoholic steatohepatitis：非アルコール性脂肪肝炎）となり肝硬変から肝がんを発症する可能性があり，その対策は重要であるが，これまで有効な薬剤がなかった．SGLT2阻害薬は減量効果により脂肪肝を改善することが報告されている[2]．

参考文献
1) 栗原義夫：実臨床からみえてきたSGLT2阻害薬の有用性．Therapeutic Research, 36：983-993, 2015
2) 加来浩平：新たな作用機序による経口血糖降下薬（選択的SGLT2阻害薬）の有効性と安全性．診療と新薬, 50：607-614, 2013

＜栗原義夫＞

Case 12

GLP-1受容体作動薬との併用

■■ 症例1 ■■

33歳男性,身長172 cm,体重110 kg(BMI 37),血圧163/81 mmHg

現病歴:1年前の健康診断にて体重114 kg,HbA1c 8.2%を指摘され,食事療法と運動療法を行うも大きな改善はみられず,メトホルミン(メトグルコ®),リラグルチド(ビクトーザ®)を開始.体重110 kg,HbA1c 7.4%まで改善したが,体重およびHbA1cが下がり止まったことからSGLT2阻害薬の併用を検討することとした.
既往歴:なし
家族歴:なし
検査所見:空腹時血糖143 mg/dL,HbA1c 7.4%,LDL-C 133 mg/dL,HDL-C 32 mg/dL,TG 476 mg/dL,血中CPR 7.3 ng/mL

Point 高度肥満症を合併している

わが国の糖尿病患者の平均BMIは25であるが,最近ではBMI 35以上の高度肥満症を合併した症例も少なくない.GLP-1受容体作動薬は体重を減少させるが,GLP-1受容体作動薬のみで十分な減量効果を得ることは難しく,今後はSGLT2阻害薬との併用が検討されていくことになると思われる(図1).

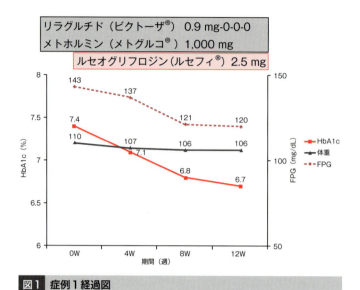

図1 症例1経過図

| 処方例 |

- リラグルチド（ビクトーザ®）（0.9 mg-0-0-0）
- メトホルミン（メトグルコ®）1回500 mg, 1日2回（朝夕食後）
- ルセオグリフロジン（ルセフィ®）1回2.5 mg, 1日1回（朝食後）

Advice

2017年1月現在，わが国の保険診療においてSGLT2阻害薬との併用が認められているGLP-1受容体作動薬はリラグルチド（ビクトーザ®），リキシセナチド（リキスミア®），デュラグルチド（トルリシティ®）のみであり，その他のGLP-1受容体作動薬については地域によって査定される可能性があることには注意すべきである．

症例2

58歳女性, 身長157 cm, 体重94 kg（BMI 38）, 血圧132/64 mmHg

現病歴：1年前に心筋梗塞にてステント留置を受けた際, 未治療の糖尿病が見つかり, 高度肥満症も合併していたことからリラグルチド（ビクトーザ®）を開始. HbA1c 7.5％であり, 内服薬の追加が検討されたが, EF 45％と心機能低下を認めることからメトホルミン, チアゾリジン誘導体が使用しにくく, SGLT2阻害薬の追加を検討することとなった.
既往歴：心筋梗塞, 慢性心不全
家族歴：なし
検査所見：空腹時血糖134 mg/dL, HbA1c 7.5％, LDL-C 92 mg/dL, HDL-C 38 mg/dL, TG 122 mg/dL, 血中CPR 2.3 ng/mL, EF 45％, NT-pro BNP 1,241 pg/mL

Point 慢性心不全を合併しており, 心機能が低下している

心不全を合併した糖尿病患者に使用できる薬は少なく, メトホルミンとチアゾリジン誘導体は原則禁忌, 一部のDPP-4阻害薬も心不全の入院リスクを高める可能性が指摘されている[1,2]. SGLT2阻害薬は心血管イベントおよび心不全による入院のリスクを低下させるため[3,4], 心不全合併例には積極的に使用する価値があると思われる（図2）.

| 処方例 |
・リラグルチド（ビクトーザ®）2本（0.9 mg-0-0-0）
・エンパグリフロジン（ジャディアンス®）1回10 mg, 1日1回（朝食後）

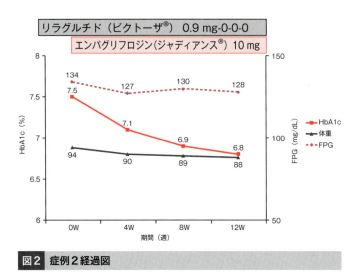

図2 症例2経過図

Advice

心不全を合併した症例には利尿薬が併用されていることが多く，水分制限の指示がされていることもある．利尿薬は切り替えるべきなのか，併用すべきなのか，水分制限がされている場合にSGLT2阻害薬の水分指導はどのようにすべきなのかは議論があり，今後の検討が望まれる．

参考文献

1) White WB, et al : Alogliptin after acute coronary syndrome in patients with type 2 diabetes. N Engl J Med, 369 : 1327-1335, 2013
2) Scirica BM, et al : Saxagliptin and cardiovascular outcomes in patients with type 2 diabetes mellitus. N Engl J Med, 369 : 1317-1326, 2013
3) Zinman B, et al : Empagliflozin, Cardiovascular Outcomes, and Mortality in Type 2 Diabetes. N Engl J Med, 373 : 2117-2128, 2015
4) Marso SP, et al : Liraglutide and Cardiovascular Outcomes in Type 2 Diabetes. N Engl J Med, 375 : 311-322, 2016

＜瀧端正博＞

… 第2章 SGLT2阻害薬はこう使う …

Case 13
生活指導との相乗効果を狙いたい患者

症例1

SGLT2阻害薬の導入により治療をはじめて受け入れた若年者糖尿病患者の一例

20歳女性，身長163.4 cm，体重61.2 kg（BMI 22.9），血圧118/83 mmHg

現病歴：18歳時に大学入学時の検診で尿糖を指摘され，前医を受診した．血糖値は500 mg/dLを超えており，外来にてインスリンが導入された（検査詳細不明）．インスリンリスプロ（ヒューマログ®）を毎食直前各20単位，計60単位/日で指示されたが，本人はほとんど打っておらず，受診も不定期であった．19歳時4月からは自己判断で通院を中止していたところ，20歳時8月（夏休み期間），母親に付き添われて当院を受診した．
既往歴：特記すべき事項なし
家族歴：血縁者に糖尿病を認めず
理学的所見：顔面の皮膚がやや乾燥傾向，舌は湿潤
検査所見：随時血糖618 mg/dL，HbA1c 15.2％，尿糖4＋，尿蛋白 陰性，尿ケトン体 陰性，血中βヒドロキシ酪酸 0.2 mM，血清CPR 1.44 ng/mL，抗GAD抗体 測定感度未満，眼底 正常，尿中微量アルブミン 9.4 mg/gCr

Point 1　治療の受け入れができていない若年発症患者

　若年で発症しており，通常1型糖尿病もしくはMODY（maturity-onset diabetes of the young：若年発症成人型糖尿病）が疑われるが，これまで入院歴もなく正式な診断は受けていないということであった．質問への受け答えは主に隣に座った母親が行い，本人はほぼ沈黙．治療への受け入れが，いまだできていないことが伺われた．

　長らく高血糖状態が続いていたが，明らかな脱水症状やケトーシスは認めず，インスリン依存状態にもなかった．糖尿病合併症も認めず．

Point 2　初診時の治療方針

　医療面接のやりとりから，教育入院や強化インスリン療法は難しいと考えられた．まずは，**治療の受け入れと継続を最優先課題とし，持効型インスリン製剤の1回打ちとSGLT2阻害薬の内服**を提案した．本人は，「1日1回の注射と飲み薬であれば，やってみます」と答え，了解を得ることができた．

| 処方例 |

- ダパグリフロジン（フォシーガ®）1回5 mg，1日1回
- インスリンデグルデク（トレシーバ® フレックスタッチ®）1回8単位，1日1回

Advice

　上記いずれも，**本人が注射もしくは内服できる時間でよいこと**を伝えたところ，「**本当にいつでもいいんですか？**」との反応があった．本症例の場合，定時に治療を行うことがかなりの精神的負荷になっていたことが伺われる．

臨床経過

　初診から8日後に再診したところ，随時血糖は433 mg/dLであり，いまだ高値ではあるが**改善傾向にある**こと，および**ケトーシスは認めない**ことを確認した．自宅での空腹時血糖は200 mg/dLを超えており，インスリンデグルデクは16単位に増量．夏休みに入り，昼夜逆転しているため，**皮下注射と内服は昼起床後の13：30頃**に行っているということであった．

　初診から1カ月後の9月に再診．HbA1cは13.2％まで改善し，体重は63.0 kgまで増加していた．当院受診前は**夜間排尿が数時間おきであったが，治療開始後は1回もない**という．**体も楽になった**と，表情は明るい．

　翌年1月にはHbA1cは10.4％まで低下したが，年末頃よりインスリン製剤の残りが目立つようになった．聞くと，午後から深夜に勤務するアルバイトを新しくはじめたため，自宅に帰ると**まず1階で内服はする**ものの，2階の自分の部屋に入ると疲れでそのままベッドに入り，**インスリンを打ち忘れてしまう**ということであった．

　本症例の場合，**内服時間を縛られないタパグリフロジン**に助けられ，インスリンは不十分ではあるものの，内服は確実に継続することができた．最初の半年は母親が付き添っていたが，その後患者は自分1人で来院するようになり，その後は一度も受診を欠かしたことはない．

　同年5月頃より，インスリン製剤を計算通りに使い切るようになり，7月のHbA1cは7.6％まで大きく改善した．就職試験も無事突破し「来春からは憧れの会社で働けるようになりました」と瑞々しい笑顔で報告を受けた．

本症例のポイント

　18歳で糖尿病を発症しており，遺伝的素因もしくは1型糖尿病の要素が強いと考えられる症例であるが，インスリン依存状態にない

こと,およびケトーシス発症の危険性がないこと(**簡易型血中ケトン体測定器が有用**)を確認したうえで,持効型インスリン製剤とSGLT2阻害薬の併用で初期治療を開始した.

当初のアドヒアランスはきわめて悪く,インスリン製剤の皮下注射は滞りがちであったが,SGLT2阻害薬の内服継続によりHbA1cが改善することで,**本人に自己肯定感がはじめて芽生え**,最終的には処方内容通りの治療を自宅で実施できるようになった.**アドヒアランス不良患者の行動変容を促す1つの契機として,SGLT2阻害薬は有効であると考えられる.**

■■■ 症例2 ■■■

SGLT2阻害薬単独投与により糖尿病とニコチン依存症の同時治療に成功した一例

40歳男性,身長167.8 cm,体重107.1 kg(BMI 38.0),血圧132/66 mmHg

現病歴:某年3月の検診ではじめて高血糖(随時血糖330 mg/dL)を指摘され,同年3月に当院を受診した.
既往歴:特記すべき事項なし
家族歴:糖尿病 父親:55歳で発症(内服治療),父方祖父
喫煙:60本/日,21年間
職業:水産市場仕入れ業(午前2時から午前10時勤務)
検査所見:随時血糖 188 mg/dL,HbA1c 9.9%,尿糖 ±,尿蛋白 3+,尿ケトン体 陰性,血清CPR 6.58 ng/mL,抗GAD抗体 測定感度未満,眼底 正常,尿中微量アルブミン 960.7 mg/gCr,AST 80 U/L,ALT 146 U/L,γ-GT 186 U/L,BUN 12.1 mg/dL,Cr 0.72 mg/dL,eGFR 96.4 mL/分/1.73m^2,TC 296 mg/dL,LDL-C 191 mg/dL,HDL-C 36 mg/dL,TG 345 mg/dL

Point 1 高度肥満を有し，禁煙治療も希望する患者

HbA1c 9.9％およびその他の検査結果から，**高度肥満を有する2型糖尿病**と診断した．本人は，この機会に禁煙にも挑戦したいという．

眼底は正常であったが，**糖尿病腎症3期**，脂質異常症および**肝機能障害**を認めた．

Point 2 禁煙により体重増加が危惧される

禁煙治療は優先されるべきものであるが，本症例のように高度肥満をきたした2型糖尿病患者の場合は，**禁煙後にさらなる体重増加**をきたしてしまう可能性がきわめて高い．

肝機能障害，糖尿病腎症3期も合併していることから，**体重増加のデメリットは血糖値是正のメリットを上回ってしまう**ことが予想された．そこで，糖尿病治療に関しては，インスリン分泌促進系の薬剤は使わず，あえてSGLT2阻害薬単独で開始することとした．

| 処方例 |

・ルセオグリフロジン（ルセフィ®）1回2.5 mg，1日1回
・バレニクリン酒石酸塩（チャンピックス®）1回0.5 mg，1日1回

Advice

臨床経過

禁煙は3日後には成功し，禁煙補助剤もその時点で終了した．禁煙後に食欲は増大したようであるが，治療開始1カ月後の体重は106.2 kgと0.9 kgの減量に成功しており，HbA1cも8.8％まで改善していた．

その2カ月後にはHbA1cは7.3％まで低下し，**トランスアミナーゼは半減**（AST 43 U/L，ALT 85 U/L），尿中微量アルブミンも

ほぼ半減（557 mg/gCr）していた．

本症例のポイント

　検診などで糖尿病を指摘されると，意識の高い喫煙患者の場合，**禁煙治療もあわせて願い出る**ことは外来でよく見受けられる光景である．しかし，禁煙が成功した場合，往々にして**食欲増進による体重増加**が控えており，糖尿病に対して悪影響を与え治療に難渋することがこれまでは多かった．

　本症例のように**禁煙治療の併用時にSGLT2阻害薬を活用**すれば，体重増加のリスクを最大限に低下させつつ，血糖改善に貢献できるものと考えられる．

　またSGLT2阻害薬は，血糖値だけでなく，**血圧，肝機能，尿蛋白**の改善効果も併せて期待できるため，高度肥満症例にはより効果的である．

<西田　亙>

Case 14

これまで他の糖尿病治療薬で効果が得られなかった患者

■■ 症例1 ■■

SGLT2阻害薬により医療機関への不信感が解消し服装まで変わった一例
68歳男性,身長169.3 cm,体重71.9 kg(BMI 25.1),血圧128/78 mmHg

現病歴：60歳頃糖尿病を指摘され,以来経口血糖降下薬を内服していた. HbA1cは10%前後を推移しており,長らく改善が認められなかったため,知人の紹介により2013年12月に当院を受診した.
既往歴：肝機能障害,脂質異常症
家族歴：特記すべき事項なし
職業：金融業社長
前医処方：
・ビルダグリプチン(エクア®)1回50 mg,1日1回
・ミチグリニド(グルファスト®)1回10 mg,1日3回
・ボグリボース(ベイスン®)1回0.3 mg,1日3回
・ロスバスタチン(クレストール®)1回5 mg,1日1回
・ウルソデオキシコール酸(ウルソ®)1回100 mg,1日3回

検査所見：随時血糖 304 mg/dL,HbA1c 11.6%,尿糖 4＋,尿蛋白 1＋,尿ケトン体 陰性,血清CPR 2.83 ng/mL,抗GAD抗体 0.6 U/mL,眼底 正常,尿中微量アルブミン 263.1 mg/gCr,AST 24 U/L,ALT 47 U/L,γ-GT 366 U/L,TC 172 mg/dL,LDL-C 77 mg/dL,HDL-C 43 mg/dL,TG 262 mg/dL,BUN 15.9 mg/dL,Cr 0.77 mg/dL,eGFR 77.2 mL/分/1.73m^2

Point 1 強い医療不信から治療変更を固辞する患者

諸検査の結果から，2型糖尿病と診断した．医療面接を通じて**医療機関および治療に対する不信感が強い**ことが感じとられ，当院の受診についても，紹介者の手前渋々受診したということであった．

表情は硬く険しく，インスリン治療導入や教育入院についても説明したが，固辞された．この時点ではまだSGLT2阻害薬は発売されていなかったため，前医処方を若干変更し，生活習慣の改善を柱にフォローした．

Point 2 SGLT2阻害薬への期待感を示した

初診から4カ月後，HbA1cは10.2％まで改善していたものの，体重は71.9 kgと変わっていなかった．新薬が登場したことを伝えると，挑戦してみたいという反応が得られた．**68歳と高齢であったため，イプラグリフロジンを通常量の半量**から開始した．

処方例

- イプラグリフロジン（スーグラ®）1回25 mg，1日1回
- ビルダグリプチン（エクア®）1回50 mg，1日2回
- メトホルミン（メトグルコ®）1回250 mg，1日2回
- ロスバスタチン（クレストール®）1回5 mg，1日1回
- ウルソデオキシコール酸（ウルソ®）1回100 mg，1日3回

Advice

臨床経過

SGLT2阻害薬開始2週間後，患者がはじめて笑顔で「先生，夜間のオシッコがなくなった！」と嬉しそうに語った．副作用もなく，十分な薬効が期待できると考えられたため，50 mgに増量．2カ月後には，HbA1cは8.1％まで改善し，体重も69.4 kgまで減少，

トランスアミナーゼおよびγ-GTも低下していた（AST 22 U/L，ALT 30 U/L，γ-GT 142 U/L）．

SGLT2阻害薬の処方以来，診察室に入ってくる**患者の表情は，かっての能面から笑顔に変化**していた．じつは，転院前の病院では治療に対する不信感から，カルテ開示請求まで行っていたそうである．

SGLT2阻害薬開始8カ月後には，体重は64.8 kgまで減少し（初診時より△7.1 kg），尿中微量アルブミンも53 mg/gCrまで改善していた．初診時以来，患者は毎回ダブルのスーツで来院していたが，この頃，**服装は若々しいTシャツとジーンズ・デニムのジャケットに変わった**．

本症例のポイント

転院を重ね医療不信の強い患者の場合，最初の信頼関係構築はきわめて難しく，時間がかかるものである．治療に対しても否定的・懐疑的であり，投薬調整には難渋することが多い．SGLT2阻害薬は，すでに多剤の内服歴がある患者でも，本症例のように**たった1剤で劇的に臨床経過を好転できる**場合がある．**患者や主治医の"諦念を打ち破る"薬剤**ともいえるだろう．

症例2

SGLT2阻害薬によりはじめて自己肯定感を獲得し杖も不要になった一例

66歳女性，身長154.9 cm，体重76.3 kg（BMI 31.8），血圧139/73 mmHg

現病歴：53歳より前医で糖尿病治療を受けていたが，HbA1c 10％前後で推移していたため，当院を紹介され受診した．

既往歴：高血圧症，脂質異常症，乳がん術後（5年前に手術，術後に右手リンパ浮腫）

家族歴：特記すべき事項なし

職業：専業主婦（元生命保険外交員）

前医処方：
- グリメピリド（アマリール®）1回3 mg，1日1回
- アログリプチン（ネシーナ®）1回25 mg，1日1回
- ピオグリタゾン（アクトス®）1回30 mg，1日1回
- カンデサルタン（ブロプレス®）1回8 mg，1日1回
- ピタバスタチン（リバロ®OD）1回2 mg，1日1回

検査所見：随時血糖 266 mg/dL，HbA1c 9.3％，尿糖 4＋，尿蛋白 陰性，尿ケトン体 陰性，血清CPR 5.09 ng/mL，抗GAD抗体 1.0 U/mL，眼底 両単純網膜症，尿中微量アルブミン 18.7 mg/gCr，AST 54 U/L，ALT 73 U/L，γ-GT 67 U/L，TC 162 mg/dL，LDL-C 81 mg/dL，HDL-C 63 mg/dL，TG 89 mg/dL，BUN 13.6 mg/dL，Cr 0.41 mg/dL，eGFR 114.2 mL/分/1.73m²

Point 1　高度肥満に起因する自己批判・自己諦念が強い

初診時の外来では**高度肥満を認めるうえに，膝関節症のため杖歩行**であった．医療面接を通じて，これまでの外来・入院治療を通じて常に医療従事者から「太りすぎ」と言われ続けたことに対する**強い怒りと，自己批判・自己諦念**が感じとられた．

乳がん術後ではあるが，たいへん前向きな性格であり，リンパ浮腫対策のため**週6日はプールに通い背泳で1 km**を泳いでいるとのことであった．

Point 2　高齢であるが日頃の運動習慣が確立している

筆者はSGLT2阻害薬の使用経験から，**高齢者であっても日頃の運動習慣が確立している場合は筋力を落とすことなく奏効する**場合が多いことを実感していたため，本症例はよい適応であると考えた．また，高度肥満と膝関節症による歩行障害を認めたため，**体重減少によるADL改善効果**も期待した．

処方例

- ルセオグリフロジン（ルセフィ®）1回2.5 mg，1日1回
- アログリプチン（ネシーナ®）1回25 mg，1日1回
- メトホルミン（メトグルコ®）1回250 mg，1日2回
- カンデサルタン（ブロプレス®）1回8 mg，1日1回
- ピタバスタチン（リバロ®OD）1回2 mg，1日1回

Advice

臨床経過

SGLT2阻害薬開始2カ月後には，HbA1cは8.1％まで改善し，体重は70.2 kgまで低下していた．患者は，**血糖値が改善したことよりも，体重が減ったことを喜んだ**．そして，4カ月後には体重が66.3 kgまで減少し（初診時より△10 kg），このとき「**先生のおかげで杖がいらなくなりました！**」と満面の笑顔で報告を受けた．

その後，杖が不要になったことに自信を得た患者は，周囲への気兼ねから封印していたツアー旅行に挑戦し，「おかげさまで車椅子のお世話になることもなく，誰よりも早く歩いて旅行を楽しむことが

できました！」と涙を流しながら感謝の弁を述べられた．

本症例のポイント

　高齢者へのSGLT2阻害薬投薬にあたって，サルコペニアを心配する声があるが，本症例のように**日々の運動習慣を確立している場合は，むしろよい適応である**と筆者は考える．

　本症例は，当初から週6日，毎日1kmの背泳習慣をもっていたが，**再診のたびに運動内容をチェック**したところ，その内容が変化することはなかった．むしろ，**体が軽くなることで水泳タイムが短くなった**そうである．このように高齢者であっても，**運動内容と所要時間をフォロー**することで，安心してSGLT2阻害薬の投薬を継続できる．

　そしてまた，**体重減少効果によりADLの改善も期待できる**ことは，患者にとって何よりの福音であろう．

<西田　亙>

第3章

多面的作用
～病態および糖尿病関連疾患への効果

病態改善作用とその機構

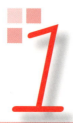

多面的作用

・ブドウ糖毒性を軽減して膵β細胞保護効果を発揮する
・インスリン標的臓器におけるインスリン抵抗性改善作用を有する

1 SGLT2阻害薬はブドウ糖毒性を軽減して膵β細胞保護効果を発揮する

　糖尿病状態で認められる慢性高血糖は，膵β細胞機能を低下させ，高血糖の遷延化，重篤化を招く．こうした現象は「膵β細胞ブドウ糖毒性」とよばれ，臨床的にも広く知られている．また，そのメカニズムとしてインスリン遺伝子のきわめて重要な転写因子であるMafAやPDX-1の発現低下が関連していることが明らかになってきている[1,2]．

　肥満2型糖尿病モデルであるdb/dbマウスにSGLT2阻害薬投与による治療介入を行うことによって，ブドウ糖毒性が軽減され，膵β細胞が保護されることが報告されている[3,4]．SGLT2阻害薬ルセオグリフロジンをdb/dbマウスの10週齢から4週間投与した結果，インスリン遺伝子やMafAやPDX-1，Glut2の発現が回復していた[4]．さらに単離膵島のグルコース応答性インスリン分泌の回復，膵β細胞増殖の増大とアポトーシスの減少を介して膵β細胞量は増加していた[4]．また，別のSGLT2阻害薬であるエンパグリフロジンにても膵β細胞保護作用が報告されている．この検討においては，SGLT2阻害薬による脂質代謝の改善の間接作用を除外して薬剤の直接作用を検討するため，治療期間は1週間という短期間で施行されているが，それでも無治療群に

比べてエンパグリフロジンにて糖毒性を軽減させた群ではインスリン遺伝子，MafA，PDX-1，Glut2遺伝子など膵β細胞機能に重要なさまざまな因子の発現の増大が報告されている[3]．さらに，Ki67での評価の結果，エンパグリフロジンによる糖毒性解除によってβ細胞増殖能も改善を認めている[3]．以上のような結果から，**SGLT2阻害薬は，インスリン非依存的に糖毒性を軽減することを介して膵β細胞機能を回復させ，膵β細胞保護作用を発揮する**．

臨床研究においてもSGLT2阻害薬の膵β細胞保護効果が示されている．比較的罹病期間の短い2型糖尿病患者を対象に4週間 SGLT2阻害薬であるイプラグリフロジンを投与し，投与開始時と終了時に加え，薬剤の効果が消失した投与終了1週間後にOGTT（経口ブドウ糖負荷試験）を施行することで，各時点での膵β細胞機能が評価されている．インスリン抵抗性の補正も加えた膵β細胞機能を評価するためにdisposition indexを用いた検討の結果，0週に比べ4週では有意な上昇が認められ，その効果は5週においても維持されていた[5]．以上のような結果から，**短期間のSGLT2阻害薬投与であっても，膵β細胞機能を改善させ得る**ことが示されている．また，こうした結果から糖毒性解除目的で短期間だけSGLT2阻害薬を使用することも有用な治療法になると考えられる．以上のように，基礎実験においてもまた臨床検討においてもSGLT2阻害薬の膵β細胞保護作用が示されている．

② SGLT2阻害薬はインスリン標的臓器におけるインスリン抵抗性改善作用を有する

SGLT2阻害薬による膵β細胞保護効果に加えて，SGLT2阻害薬によりインスリン抵抗性が改善することも報告されている．動物実験においては，通常食20週間混餌投与飼育，高脂肪食8週間混餌投与飼育，摂餌量をコントロール群に合わせた高脂肪食pair-feeding 8週間混餌投与飼育において，薬剤効果が消失した状態でもHOMA-IRは有意に投薬群で改善していたことが見出されている[6]．さらに，pair-feeding 8週間混餌投与飼育において薬剤投与下で正常血糖高インスリ

ンクランプ試験の結果，クランプ中の尿糖排泄を差し引いてもSGLT2阻害薬投薬群でグルコース注入率は有意に増加しており，全身でのインスリン抵抗性は改善していたことも見出されている．また，骨格筋でのブドウ糖取り込みはSGLT2阻害薬投薬群で有意に増加しており，骨格筋における異所性脂肪の減少とともに，骨格筋でのインスリン抵抗性が改善することが明らかとなっている[6]．こうした報告によって，SGLT2阻害薬は尿糖排泄の促進による血糖降下作用を有するだけでなく，血中インスリン値を低下することによって，脂肪組織に対しては脂肪分解，血中遊離脂肪酸増加を引き起こし，脂肪サイズ，脂肪量を低下させることが示された．また，肝臓では糖新生が増加する一方で，遊離脂肪酸の増加に伴うβ酸化の亢進，脂肪合成減少により脂肪肝を改善し，骨格筋では異所性脂肪を減少することでインスリン抵抗性が改善することが明らかとなっている[6]．肝臓における糖新生が亢進しているのは，肝臓でのインスリン抵抗性が増悪しているのではなく，インスリン／グルカゴン比が低下することで起こる2次的な変化と考えられる．SGLT2阻害薬には脂肪肝改善効果が期待されており，実際に肝臓におけるインスリン抵抗性がどのように変化しているかは今後さらなる検討が必要である．

　臨床研究においてもSGLT2阻害薬のインスリン抵抗性改善作用が示されている．2型糖尿病患者を対象に，SGLT2阻害薬投薬群とプラセボ群で投薬2週間後にグルコースクランプ試験を行った結果，尿糖排泄分を補正した後でも**骨格筋におけるブドウ糖取り込みは投薬群で有意に増加し，骨格筋においてインスリン抵抗性が改善している**ことが報告されている[7]．また，2型糖尿病患者を対象に，SGLT2阻害薬投薬前，単回投薬，4週間連日投薬後におのおの5時間の食事負荷試験を施行し，ダブルトレーサー法で全身での糖代謝が検討され，食事負荷試験中の尿糖排泄分を補正した糖取り込み率が，単回投与で有意に改善しており，4週間後も改善傾向であったことが報告されている[8]．以上のように，基礎実験においてもまた臨床検討においてもSGLT2阻害

薬のインスリン抵抗性改善作用が示されている．

参考文献

1) Kaneto H, et al : Appropriate therapy for type 2 diabetes mellitus in view of pancreatic β-cell glucose toxicity: "the earlier, the better". J Diabetes, 8 : 183-189, 2016
2) Matsuoka TA, et al : Preserving Mafa expression in diabetic islet β-cells improves glycemic control in vivo. J Biol Chem, 290 : 7647-7657, 2015
3) Shimo N, et al : Short-term selective alleviation of glucotoxicity and lipotoxicity ameliorates the suppressed expression of key β-cell factors under diabetic conditions. Biochem Biophys Res Commun, 467 : 948-954, 2015
4) Okauchi S, et al : Protective effects of SGLT2 inhibitor luseogliflozin on pancreatic β-cells in obese type 2 diabetic db/db mice. Biochem Biophys Res Commun, 470 : 772-782, 2016
5) Takahara M, et al : Ameliorated pancreatic β cell dysfunction in type 2 diabetic patients treated with a sodium-glucose cotransporter 2 inhibitor ipragliflozin. Endocr J, 62 : 77-86, 2015
6) Obata A, et al : Tofogliflozin Improves Insulin Resistance in Skeletal Muscle and Accelerates Lipolysis in Adipose Tissue in Male Mice. Endocrinology, 157 : 1029-1042, 2016
7) Merovci A, et al : Dapagliflozin improves muscle insulin sensitivity but enhances endogenous glucose production. J Clin Invest, 124 : 509-514, 2014
8) Ferrannini E, et al : Metabolic response to sodium-glucose cotransporter 2 inhibition in type 2 diabetic patients. J Clin Invest, 124 : 499-508, 2014

＜金藤秀明＞

心血管疾患（脳卒中含む）

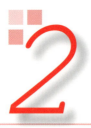

多面的作用

- 血糖低下作用に加え，ヘモダイナミック作用や多面的なメタボリック効果が期待される
- それらが複合的に作用し，心血管アウトカムを改善させた可能性がある
- クラスエフェクトの有無や臨床における動脈硬化抑制効果などは未解明である

1 背景

1）2型糖尿病と心血管リスク

　2型糖尿病はインスリン抵抗性を基盤として，高血圧，脂質代謝異常などのメタボリックシンドロームと深く関連している．その結果，動脈硬化の惹起と心血管疾患の発症促進，さらには生命予後の短縮にまでつながる病態である．また，糖尿病は糖代謝を中心とした多臓器と連関した病態であるため，それぞれを標的とした治療薬をその病態に合わせて選択することができる（表1）[1,2]．過去の研究では厳格な血糖低下療法は細小血管障害の発症を抑制することが示されている[3]．しかし，大血管障害をはじめとした心血管アウトカムの改善が十分なエビデンスにより証明された糖尿病治療薬は少ない．その理由として，基礎研究とは異なる臨床研究独特の被験者の不均一性や試験デザインそのものの違いなど排除しきれない交絡的な影響が常に存在していることなどがあげられ，糖尿病治療による心血管アウトカムの改善作用の有無にはいまだ議論が多い．

表1　糖尿病と多臓器連関

関連臓器	高血糖を惹起する機序	左記を標的とする糖尿病治療薬
膵臓	インスリン分泌↓	SU薬，DPP-4阻害薬，GLP-1受容体作動薬
膵ランゲルハンス島	グルカゴン分泌↑	DPP-4阻害薬，GLP-1受容体作動薬
肝臓	糖新生↑	ビグアナイド薬，チアゾリジン薬，DPP-4阻害薬，GLP-1受容体作動薬
腎臓	グルコース再吸収	SGLT2阻害薬
脂肪細胞	脂肪細胞分解↑	チアゾリジン薬
筋肉	グルコース取り込み↓	チアゾリジン薬
血液	インクレチン作用↓	α-GI薬，GLP-1受容体作動薬
脳	神経伝達物質機能不全	GLP-1受容体作動薬

文献2を参考に作成

　一部の糖尿病治療薬による心血管リスク増大の懸念事例を受け[4]，欧米では新規の糖尿病治療薬の承認に際して心血管系への安全性を評価するアウトカム試験を2008年から義務づけている．その結果，それ以降に上市された新規の糖尿病治療薬を対象とした心血管アウトカム試験が近年相次いで報告され，糖尿病治療における重要なデシジョン・メイキングの一部となっている．

2）SGLT2阻害薬

　SGLT2阻害薬は近位尿細管での主要な糖再吸収機構であるSGLT2を選択的に阻害し，尿糖排泄を増加させ，インスリン非依存的に血糖を低下させる新しい機序の血糖降下薬である．同薬は，良好かつ安全な血糖降下作用をもつと同時に，ナトリウム/糖利尿によるヘモダイナミック作用に加えて，体重減少や血圧低下，血清尿酸値の低下，内臓脂肪減少などの複合的なメタボリック経路を介したインスリン抵抗性の改善作用など多面的な効果を有することから，包括的な心血管保護的作用が期待されている（図1）[5]．欧米ではすでにその糖代謝改善作用に加えて，肥満防止や心血管危険因子の改善作用など心血管疾患

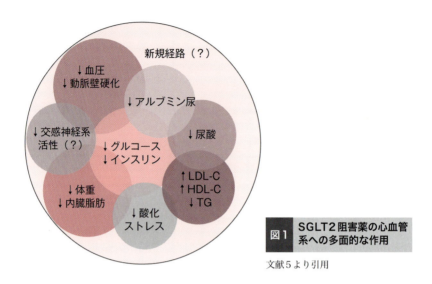

図1 SGLT2阻害薬の心血管系への多面的な作用

文献5より引用

の予防効果が高く評価され，糖尿病治療における地位が確立されつつある．その一方で本邦では，上市当初から脱水や尿路/性器感染症などの安全性に関する懸念が生じた結果，いまだ限定的な処方に限られているのが現状である．

② 大規模臨床研究の結果と今後の展望

1）EMPA-REG OUTCOME試験

本試験には心血管疾患をすでに有する高リスクの2型糖尿病患者7,020名が登録され（ベースラインのHbA1c 8.1％），プラセボ群，エンパグリフロジン 10 mg/日 or 25 mg/日群に無作為化され，中央値で3.1年の観察が実施された[6]．HbA1cは開始後12週間でプラセボ群との差が最大−0.54％であったが，その後徐々に差は縮小し，206週の時点では−0.24％であった．主要評価項目である3P-MACE（心血管死，非致死性心筋梗塞，非致死性脳卒中）のリスクはエンパグリフロジンにより14％の減少が認められた（図2A）．また，副次評価項目である心血管死のリスクを38％（図2B），総死亡を32％（図2C）減少させ，さらに心不全入院のリスクを35％それぞれ有意に減少させ

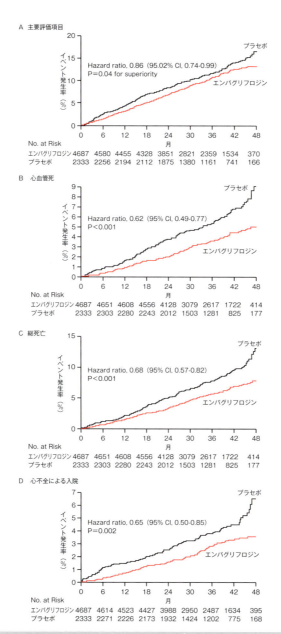

図2 EMPA-REG OUTCOMEにおける心血管系アウトカムと全死亡の発生率

エンパグリフロジン群では10 mg群と25 mg群の結果を統合して示している．
文献6より引用

(図2D),大きな注目を集めた．その一方で，心筋梗塞や脳卒中などの大血管障害の発生に有意差は認められなかった．また，サブグループ解析では，65歳以上，アジア人，BMI 30 kg/m² 未満の集団においてエンパグリフロジンの有効性が明らかとなり，従来SGLT2阻害薬の理想的な適応と想定されていた欧米の中年肥満患者と実際にはやや乖離しており，**日本人における有効性**を期待させられる結果であったとも考えられる．

2）心不全に対する効果

心血管疾患が糖尿病患者の主要な死亡原因であることは十分認識されているのに比べて，糖尿病と心不全が相互に連関している事実の認識はこれまでやや低かったのではないだろうか．実際にはインスリン治療を受けている糖尿病患者1万人あたりの入院原因は，心筋梗塞（97人）や脳卒中（151人）と比べて心不全（243人）で高頻度であったと報告されており[7]，糖尿病治療において心不全はきわめて重要なターゲットと認識されるべきである．そのため，**EMPA-REG OUTCOMEにおいて心不全入院のリスクが大きく減少したことは非常に大きなインパクトを示している**．EMPA-REG OUTCOMEでは登録時に心不全と診断されていたのは約10％の被験者にとどまっていたが，サブ解析によりエンパグリフロジンは心不全患者における増悪・再入院を抑制しただけでなく，登録時に心不全の既往が明らかでない被験者における心不全アウトカムを有意に改善，つまり心不全の新規発症を抑制している可能性が示唆された[8]．しかし，登録時の心不全の診断に明確な診断基準は示されておらず，心不全の既往がないとされていた患者群には潜在的な拡張不全例や無症候性例などが一定数含まれていた可能性も考慮されるため，比較的初期の心不全に対する治療効果が推察された．この心不全に対する効果は浸透圧利尿に由来するマクロでの体液量減少がまずは作用し，その後徐々に血管伸展性の改善や血圧低下，交感神経系の不活化，酸化ストレスの減少などのミクロな作用が影響しているのではないかと推定されている[9]．

3）抗動脈硬化作用の有無

現時点ではSGLT2阻害薬が動脈硬化の進展を抑制し，心筋梗塞や脳卒中などの大血管疾患を抑制できるというエビデンスは存在しない．むしろEMPA-REG OUTCOMEでは，脳卒中の発症が増加する傾向が示されている．この結果に対してSGLT2阻害薬の薬理作用がどのように影響しているかは現時点では明らかにはなっていないが，大血管疾患への影響を計るには現行のアウトカム試験の試験期間は短すぎるのかもしれない．legacy effect（遺産効果）への期待も含めて長期間の観察により答えが得られる可能性もあり，今後の研究に期待したい．そこで，大血管疾患の主要な中間マーカーである冠動脈石灰化スコアや頸動脈IMTなどを指標とすることで，その効果を検証しうるエビデンスにつながると期待される．

表2 SGLT2阻害薬を用いた心血管アウトカム試験の一覧

試験名	EMPA-REG OUTCOME	CANVAS	DECLARE-TIMI 58	VERTIS
Clinical-trials.gov	NCT01131676	NCT01032629	NCT01730534	NCT01986881
介入方法	エンパグリフロジン vs. プラセボ（2：1）	カナグリフロジン vs. プラセボ（2：1）	ダパグリフロジン vs. プラセボ（1：1）	Ertugliflozin vs. プラセボ（2：1）
主要評価項目	心血管死，非致死性心筋梗塞，非致死性脳卒中	心血管死，非致死性心筋梗塞，非致死性脳卒中	心血管死，非致死性心筋梗塞，非致死性虚血性脳卒中	心血管死，非致死性心筋梗塞，非致死性脳卒中
登録患者数	7,020人	4,417人	17,276人	3,900人
対象患者	2型糖尿病；心血管系疾患の既往	2型糖尿病；心血管ハイリスク	2型糖尿病；心血管ハイリスク	2型糖尿病；心血管系疾患の既往
追跡期間（予定）	3年	6～7年（予定）	4～5年（予定）	5～7年（予定）
報告年（予定）	2015年	2017年（予定）	2019年（予定）	2020年（予定）

文献10より引用

4）クラスエフェクト？

2016年12月時点で，SGLT2阻害薬の心血管アウトカム試験の結果が公表されているのは本稿でとり上げたEMPA-REG OUTCOMEのみであるため（表2）[10]，同試験で得られた効果をSGLT2阻害薬のクラスエフェクトと判断するには不十分であるが，興味深い2つの研究を以下に示す．2015年9月までに報告されたSGLT2阻害薬使用症例の

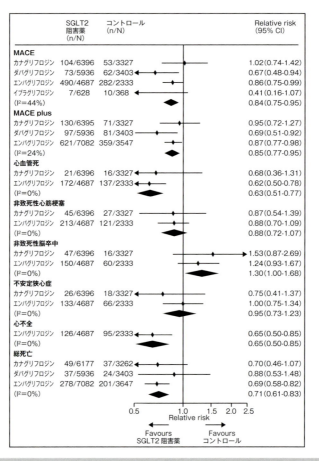

図3 メタ解析によるSGLT2阻害薬の心血管アウトカムへの影響

MACE：major adverse cardiovascular events（主要心血管イベント）．文献11より引用．

データをもとにWuらが行ったメタ解析では[11]，全体で16％のMACE抑制，37％の心血管死の抑制，29％の総死亡の抑制効果が認められ（図3），クラスエフェクトの存在が期待される結果であった．また，通常治療にダパグリフロジンを上乗せ後20年間の予後を予測した*in silico*モデルでは[12]，長期にわたる良好な腎・心血管予後の改善効果も試算されていることなどから，心血管系への作用メカニズムの解明も含めた今後のさらなる知見の集積に期待したい．

参考文献

1) 「糖尿病治療ガイド2016-2017」（日本糖尿病学会/編著），文光堂，2016
2) Ferrannini E & DeFronzo RA：Impact of glucose-lowering drugs on cardiovascular disease in type 2 diabetes. Eur Heart J, 36：2288-2296, 2015
3) Intensive blood-glucose control with sulphonylureas or insulin compared with conventional treatment and risk of complications in patients with type 2 diabetes (UKPDS 33). UK Prospective Diabetes Study (UKPDS) Group. Lancet, 352：837-853, 1998
4) Nissen SE & Wolski K：Effect of rosiglitazone on the risk of myocardial infarction and death from cardiovascular causes. N Engl J Med, 356：2457-2471, 2007
5) Inzucchi SE, et al：SGLT-2 inhibitors and cardiovascular risk: proposed pathways and review of ongoing outcome trials. Diab Vasc Dis Res, 12：90-100, 2015
6) Zinman B, et al：Empagliflozin, Cardiovascular Outcomes, and Mortality in Type 2 Diabetes. N Engl J Med, 373：2117-2128, 2015
7) Juhaeri J, et al：Incidence rates of heart failure, stroke, and acute myocardial infarction among Type 2 diabetic patients using insulin glargine and other insulin. Pharmacoepidemiol Drug Saf, 18：497-503, 2009
8) Fitchett D, et al：Heart failure outcomes with empagliflozin in patients with type 2 diabetes at high cardiovascular risk: results of the EMPA-REG OUTCOME® trial. Eur Heart J, 37：1526-1534, 2016
9) Abdul-Ghani M, et al：SGLT2 Inhibitors and Cardiovascular Risk: Lessons Learned From the EMPA-REG OUTCOME Study. Diabetes Care, 39：717-725, 2016
10) Marx N & McGuire DK：Sodium-glucose cotransporter-2 inhibition for the reduction of cardiovascular events in high-risk patients with diabetes mellitus. Eur Heart J, 37：3192-3200, 2016
11) Wu JH, et al：Effects of sodium-glucose cotransporter-2 inhibitors on cardiovascular events, death, and major safety outcomes in adults with type 2 diabetes: a systematic review and meta-analysis. Lancet Diabetes Endocrinol, 4：411-419, 2016
12) Dziuba J, et al：Modeling effects of SGLT-2 inhibitor dapagliflozin treatment versus standard diabetes therapy on cardiovascular and microvascular outcomes. Diabetes Obes Metab, 16：628-635, 2014

＜田中敦史，野出孝一＞

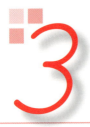

腎症

多面的作用

・持続高血糖症例では尿グルコース増加が近位尿細管でのSGLT2によるグルコースとナトリウム（Na）再吸収増加，遠位側への塩化ナトリウム（NaCl）供給量低下を惹起し，結果としてTGFの破綻，糸球体高血圧を誘導し，糖尿病性腎症の病態に寄与する可能性がある．SGLT2阻害薬は近位尿細管におけるグルコース再吸収阻害を介し，ナトリウムの再吸収も阻害し，結果的にTGF正常化を介して糸球体高血圧を是正する可能性，あるいは尿細管細胞における過剰グルコース曝露を改善することにより腎症に対して多面的な有用性を示す可能性もある

1 腎機能保護効果の可能性：糸球体高血圧是正の観点から

　糸球体高血圧は糸球体硬化惹起因子と考えられ，糸球体が硬化に陥るとネフロン数がさらに減少することにより単一糸球体にかかる仕事量はさらに増加する．糖尿病症例では，糸球体からグルコースが多量に濾過され，近位尿細管に流れ込む．多量のグルコースはまず近位尿細管のSGLT2を介して，Naイオン（Na^+）とともに近位尿細管近位部から再吸収を受ける．結果として，近位尿細管上行脚～マクラデンサに到達するNaCl量低下を惹起する．マクラデンサに到達するNaCl低下は，輸入細動脈に対して血管収縮作用を有するアデノシン放出を抑制する．輸入細動脈の収縮抑制，および，抵抗低下は結果として糸球体濾過圧を上昇させ，単一ネフロンGFRは増加する（本来糖尿病で糸球体濾過が増加しているにもかかわらず，マクラデンサから輸入細

動脈には正反対の誤ったメッセージが送られる).このような機構で,糖尿病において糸球体過剰濾過・尿細管糸球体フィードバック機構(tubuloglomerular feedback：TGF)破綻(図1, p.31 第1章Q5図3も参照)が観察される.

マクラデンサにおけるNaCl感知,およびそれに引き続くアデノシン放出と輸入細動脈収縮の重要性については,アデノシンA1受容体ノックアウト糖尿病マウスが糸球体高血圧,重篤な糸球体障害を有することからも示されている[1].SGLT2阻害薬投与による近位尿細管近位部における過剰な糖・Na再吸収抑制により,結果としてマクラデンサ到達NaClが正常化し(GFRを反映し),TGF正常化・糸球体高血圧・単一ネフロン過剰濾過を是正する可能性がある.しかし,ヒトを対象にしたアデノシンによる輸入細動脈収縮反応とTGF分子機構に関

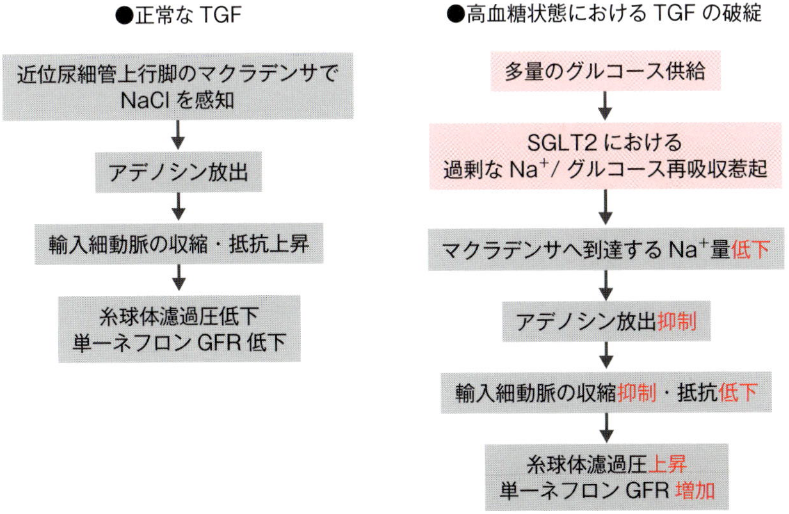

●正常な TGF

```
近位尿細管上行脚のマクラデンサで
NaCl を感知
      ↓
  アデノシン放出
      ↓
輸入細動脈の収縮・抵抗上昇
      ↓
   糸球体濾過圧低下
   単一ネフロン GFR 低下
```

●高血糖状態における TGF の破綻

```
   多量のグルコース供給
         ↓
    SGLT2 における
過剰な Na⁺/ グルコース再吸収惹起
         ↓
マクラデンサへ到達する Na⁺量 低下
         ↓
    アデノシン放出 抑制
         ↓
 輸入細動脈の収縮 抑制・抵抗 低下
         ↓
    糸球体濾過圧 上昇
    単一ネフロン GFR 増加
```

図1　高血糖状態における TGF の破綻

SGLT2阻害薬を用いることで,❶ Na⁺/グルコース共輸送抑制,❷マクラデンサへのNaCl供給増加,❸ TGF破綻是正を介して,❹輸入細動脈収縮の結果,抵抗が増加,❺ GFR維持機構正常化が得られると考えられる.

しては証明がなされていない．また，アデノシンとSGLT2阻害薬との関係に関してはいまだに報告はない．

　SGLT2阻害薬による腎保護効果に関しての分子機構検討報告はきわめて少ない．SGLT2阻害薬エンパグリフロジンによる1型糖尿病症例における糸球体過剰濾過-腎臓血行動態に対する影響の血糖クランプ（正常血糖，高血糖）下での解析結果がCherneyらにより報告されている．単一ネフロンにおける糸球体高血圧・単一ネフロン過剰濾過は糸球体硬化の原因の1つと仮説されている[2]．彼らの解析では，糸球体過剰濾過（T1D-H, GFR≧135 mL/分/1.73 m^2）を呈する1型糖尿病群では，糸球体濾過正常群（T1D-N, GFR 90〜134 mL/分/1.73 m^2）に比べて，エンパグリフロジン投与による糸球体過剰濾過改善（−33 mL/分/1.73 m^2），血漿中NO・有効腎血漿流量低下，腎血管抵抗増加が確認された．一方で，同条件下においてもT1D-N群ではこれらすべての変化が認められなかった．これらの結果より，糸球体過剰濾過・糸球体高血圧を有する1型糖尿病症例において，SGLT2阻害薬投与によるTGF正常化誘導を介したGFR恒常性維持機構回復が得られる可能性がある[3]．Cherneyらは，Gomez's equationsによる推量によりT1D-Hにおいてエンパグリフロジン投与群における輸入細動脈圧上昇，糸球体内圧低下，および濾過圧低下を報告した（図2）[4]．ただし，本研究においてもなぜ正常血糖クランプのもとにおいて（過剰な尿糖，再吸収は存在しない），過剰濾過が残存するのか不明である．

　腎機能障害が進行すると，測定値としての見かけ上のGFRは低下するが，同時に正常ネフロン数は著しく減少しており，単一ネフロンGFRは増加しているはずである（図3）．SGLT2阻害薬の腎機能保護作用機序が，糖尿病腎における単一ネフロンGFRの是正にあると仮定すると，進行した腎機能障害を有する（単一ネフロンGFRが増加している）症例でも腎機能保護効果を発揮する可能性がある．Barnettらは，既存の糖尿病治療薬下にエンパグリフロジン追加投与により，eGFR 15〜90 mL/分/1.73 m^{2}の各CKDステージにおけるeGFRの一

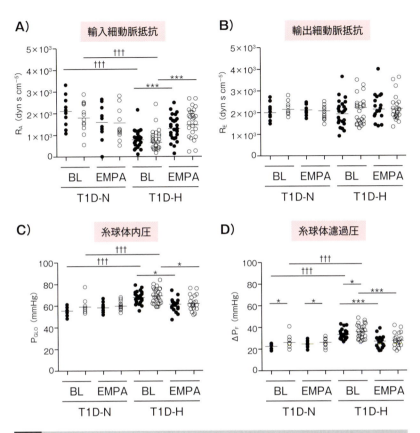

図2 エンパグリフロジン投与による糸球体血行動態の変化（Gomez's equations）

正常濾過1型糖尿病群（T1D-N）と過剰濾過1型糖尿病群（T1D-H）．T1D-Nに比し，T1D-Hは輸入細動脈抵抗が有意に低く，糸球体内圧が高く，糸球体濾過圧も高い．エンパグリフロジン投与により，T1D-H群では輸入細動脈抵抗が増加，糸球体内圧の低下，糸球体濾過圧の抑制が得られる．輸出細動脈には有意差は認めなかった．文献4より引用．
●：正常血糖クランプ，○：高血糖クランプ，BL：介入前，EMPA：エンパグリフロジン投与

時的低下とその後の維持，および，1年後エンパグリフロジンの中止後のベースラインeGFRへの回帰を報告した[5]．SGLT2阻害薬が本当に糸球体高血圧・単一ネフロン過剰濾過の是正を介して腎保護効果を発揮するのかに関しては，さらなる検証（アデノシン受容体ノックアウトマウスにおけるSGLT2阻害薬の効果など）が必要であるが，

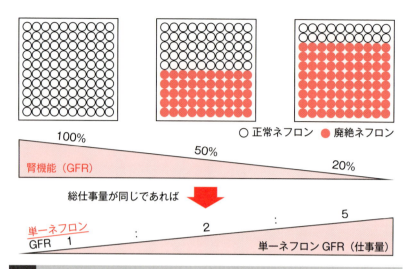

図3 ネフロン数減少に伴う，単一ネフロンGFRの増加

ネフロン数が減少すると，総仕事量が同じであれば単一ネフロンにおける仕事量が増加する．

SGLT2阻害が糸球体血行動態に与える効果はいままで標的となし得なかったTGF正常化・輸入細動脈拡張を介した単一ネフロンGFRの是正という，腎疾患に対する新たな治療薬としての側面も含んでいる．

② SGLT2阻害薬と腎症・腎機能

心血管イベント発症リスクが非常に高い2型糖尿病成人患者にSGLT2阻害薬エンパグリフロジンを投与し，予後および安全性に対する効果を検討した大規模臨床試験，EMPA-REG試験結果が2015年発表された．同試験では，エンパグリフロジン投与群においてプラセボ群に比し有意な心血管病関連死抑制効果が得られた（心不全抑制の寄与が大きい）[6]（**p.131 第3章2図2参照**）．本EMPA-REG試験の腎機能に関するサブ解析では，エンパグリフロジン投与群において投与初期にeGFR低下が認められるものの，その後エンパグリフロジン投与群においてeGFR低下は認められず，最終的にはプラセボ群よりもeGFR低下が抑制された[7]．また，既存の腎症に関してはステージの進行が

抑制されたが，一方，正常アルブミン尿症例からの微量アルブミン尿への進展抑制は確認できなかった[7]ことは，上記の糸球体高血圧改善仮説と相矛盾するかもしれない．最近カナグリフロジンを用いた検討でも同様のeGFR低下速度の抑制が認められた[8]ため，これらSGLT2阻害薬の作用はクラスエフェクトと考えられる．これらのeGFR抑制効果の分子機構は明らかになっていないが，血糖値と独立していると考えられる．また，これらの試験はあくまでも非劣勢試験のサブ解析であり，優越性の解析ではない．したがって，さらなる追加検討が必要であると考えられる．

❸ 今後の課題：近位尿細管における解糖系の存在

歴史的に近位尿細管におけるエネルギー代謝の中心は脂肪酸β酸化（fatty acid oxidation：FAO）であり，解糖系活性はきわめて低いと考えられてきたが，これらの解析は，1960年代〜70年代にかけて行われた，正常腎*ex vivo*の系の解析結果であった．しかし近年，ある種の病態生理的状態やストレス環境下において解糖系による糖代謝が役割を演じる可能性が報告されている．

現在に至るまで，生体内における腎臓・尿細管の糖代謝・解糖系に関しては評価可能なツールが存在せず詳細な検討がなされてこなかった．この腎臓における生体内での糖代謝に関し，Hatoらはポジトロン断層法（PET）・生体内多重光子顕微鏡（MPM）を取り入れ，興味深い解析結果を報告している[9]．彼らははじめに，^{18}F-FDG PETを用いて腎皮質におけるグルコース取り込みを確認し，好気性解糖抑制効果を有するp53をpifithrin（p53阻害薬）により阻害したとき，グルコース取り込みが増加したことを確認した．次に，2-[*N*-（7-nitrobenz-2-oxa-1,3-diazol-4-yl）amino]-2-deoxyglucose（2-NBDG）を用いたMPMでの解析では，p53阻害時の近位尿細管へのグルコース取り込み増加，解糖系酵素の発現増加も確認できた．[U-^{13}C]glucoseを用いたNMR解析において解糖系由来の乳酸増加も確認された．これらを総合すると，*ex vivo*の解析結果をもとに歴史的に信じられてきた「近位

尿細管に解糖系が存在しない」という定説は，根本的に再検証する必要性があるかもしれない．実際，虚血再灌流後腎臓においてはTGF-β依存性の解糖系酵素増加と乳酸増加も認める[10]．疾病モデルでの解糖系増加が腎障害においていかなる役割を演じるかは明らかではない．多発性嚢胞腎モデル動物では2-deoxy glucoseを用いた解糖系阻害が嚢胞拡大を抑制することも報告されている[11]．一方，急性腎障害動物ではAMPK活性化がCREBリン酸化を介したヘキソキナーゼⅡを誘導し尿細管細胞アポトーシスを抑制する可能性も報告されている[12]．われわれの予備的検討において，マウス糖尿病腎の線維化が解糖系抑制により改善することを報告した（日本腎臓学会2016年次学術集会）．もし糖尿病腎尿細管における解糖系が尿細管における過剰に吸収された糖を基質として，病的意義を発揮する場合，SGLT2阻害薬を用いると基質供給を抑制することにより線維化に対する治療となり得るのではないか？　また，過剰な解糖系活性化が細胞内代謝異常を惹起することもがん細胞などでは報告があり，SGLT2阻害による基質の過剰な流入はそれを抑制できるのではないか？　SGLT2阻害薬の腎症・腎機能予後に対する影響に関してはこのように全くと言ってよいほど不明な点が多く，今後さらなる解析結果が待たれる．

参考文献

1) Sällström J, et al : Diabetes-induced hyperfiltration in adenosine A (1) -receptor deficient mice lacking the tubuloglomerular feedback mechanism. Acta Physiol (Oxf), 190 : 253-259, 2007
2) Brenner BM : Nephron adaptation to renal injury or ablation. Am J Physiol, 249 : F324-337, 1985
3) Cherney DZ, et al : Renal hemodynamic effect of sodium-glucose cotransporter 2 inhibition in patients with type 1 diabetes mellitus. Circulation, 129 : 587-597, 2014
4) Skrtić M, et al : Characterisation of glomerular haemodynamic responses to SGLT2 inhibition in patients with type 1 diabetes and renal hyperfiltration. Diabetologia, 57 : 2599-2602, 2014
5) Barnett AH, et al : Efficacy and safety of empagliflozin added to existing antidiabetes treatment in patients with type 2 diabetes and chronic kidney disease: a randomised, double-blind, placebo-controlled trial. Lancet Diabetes Endocrinol, 2 : 369-384, 2014
6) Zinman B, et al : Empagliflozin, Cardiovascular Outcomes, and Mortality in Type 2 Diabetes. N Engl J Med, 373 : 2117-2128, 2015
7) Wanner C, et al : Empagliflozin and Progression of Kidney Disease in Type 2 Diabetes. N Engl J Med, 375 : 323-334, 2016
8) Heerspink HJ, et al : Canagliflozin Slows

Progression of Renal Function Decline Independently of Glycemic Effects. J Am Soc Nephrol, 28 : 368-375, 2017
9) Hato T, et al : Novel application of complimentary imaging techniques to examine in vivo glucose metabolism in the kidney. Am J Physiol Renal Physiol, 2016 doi: 10.1152/ajprenal.00535.2015. [Epub ahead of print]
10) Lan R, et al : Mitochondrial Pathology and Glycolytic Shift during Proximal Tubule Atrophy after Ischemic AKI. J Am Soc Nephrol, 27 : 3356-3367, 2016
11) Rowe I, et al : Defective glucose metabolism in polycystic kidney disease identifies a new therapeutic strategy. Nat Med, 19 : 488-493, 2013
12) Lieberthal W, et al : Preconditioning mice with activators of AMPK ameliorates ischemic acute kidney injury in vivo. Am J Physiol Renal Physiol, 311 : F731-F739, 2016

＜金﨑啓造，古家大祐＞

4 肝疾患

多面的作用

- SGLT2阻害薬はNASH/NAFLD患者におけるALT値や肝脂肪化を改善させる
- 肝線維化の改善や長期予後に関する効果は不明であり，今後の大規模臨床試験が必要である
- SGLT2阻害薬はNASH/NAFLD合併糖尿病における第一選択薬となりうる

1 糖尿病と肝疾患

非アルコール性脂肪性肝疾患（nonalcoholic fatty liver disease：NAFLD）の10～20％に非アルコール性脂肪肝炎（nonalcoholic steatohepatitis：NASH）が存在し[1,2]，NASHは肝疾患関連死のリスクが高い．2型糖尿病（T2DM）患者は肝発がんリスクが高く，死因の第一位は肝疾患であり[3]，その要因としてNASHによる**肝硬変・肝がん**の関与が示唆される．米国ではNAFLDに由来する肝がんが年率9％ずつ増加しており[4]，2020年までには肝移植の原因としてNASHが第一位になると懸念されている[5,6]．NAFLDはT2DM発症の独立したリスク要因となり[7]，T2DMはNAFLDにおける肝線維化の促進因子となる[8]．以上の背景からNASH/NAFLD合併糖尿病の治療法の確立は重要な課題である．

2 NASH/NAFLD合併糖尿病の治療

NASH/NAFLDの薬物療法についてはファルネソイドX受容体

（farnesoid X receptor）リガンドであるオベチコール酸（FLINT試験）[9]などの新規薬剤の開発が国内でも進捗しているものの，糖尿病合併NASH/NAFLD例における抗糖尿病薬の選択に関しては，確立されたものがない．海外のメタ解析では，インスリンやスルホニルウレア（SU）薬は肝発がんを促進し，メトホルミン（metformin：MTF）は肝発がん抑制作用を有することが報告されている[10]．一方，NASHにおいて糖尿病合併例に有用性が確立されているのはピオグリタゾン（pioglitazone：PIO）のみである[11,12]．MTFはNASHに対して有効とのエビデンスが乏しく，国内外のガイドラインでもNASH治療を主眼としたMTFの投与は推奨されていない[1,2]．一方，インクレチン関連薬では，国内で最も使用頻度の高いDPP-4阻害薬は，ALTや肝脂肪化の改善に関しては肯定的な報告と否定的な報告が混在し，治療前後に組織学的評価を行った検討がほとんどなく，NAFLDに対する評価は一定しない[13,14]．GLP-1受容体作動薬のリラグルチド（ビクトーザ®）に関して48週の治療で組織学的に有意に改善し，肝線維化の進行を抑制したとの報告（LEAN試験）[15]がなされたが，注射剤であることや消化器症状などの副作用の問題がある．以上のようにNASH治療において抗糖尿病薬に一定の有用性は認めるものの，克服すべき課題も多く，新規抗糖尿病薬である**SGLT2阻害薬**への期待が大きい．

❸ NASH/NAFLDあるいは肝機能異常を有する2型糖尿病患者に対するSGLT2阻害薬の有用性（表）

SGLT2阻害薬は血糖降下作用に加えて，体重減少や体脂肪減少などの効果が示されており，NASH/NAFLDにおいて第一選択となりうる薬剤である．Ohkiらの報告ではイプラグリフロジン（スーグラ®）はDPP-4阻害薬やGLP-1製剤が無効のT2DM患者において体重減少と関係なく，ALT値を低下させる[16]．Komiyaらは超音波検査で診断したNAFLD合併2型糖尿病患者25例において体重減少と関係なく，肝機能を改善させたと報告している[17]．われわれは肝生検で診断したNAFLD 24例にSGLT2阻害薬（カナグリフロジン／イプラグリフロジ

表 NASH/NAFLDあるいは肝機能異常を有する2型糖尿病（T2DM）患者に対するSGLT2阻害薬の有用性に関する報告

著者（国）	薬剤（商品名）	投与量	投与期間	症例数	デザイン	対象	肝機能改善	ALT値の低下と相関する因子
Ohki[16]（日本）	イプラグリフロジン（スーグラ®）	50 mg/日	320日（中央値）	24	ケースシリーズ	インクレチン関連薬無効のT2DM合併NAFLD	ALT↓ FIB4index↓	体重変化と関係なし
Komiya[17]（日本）	イプラグリフロジン（スーグラ®）	50 mg/日	24週	55（中止：7）	パイロット	T2DM（25例は脂肪肝合併）	ALT↓	体重変化と関係なし
Iizuka[19]（日本）	イプラグリフロジン（スーグラ®）	50〜100 mg/日	52週	301（中止：33, データ欠損：11）	後ろ向き多施設（ASSIGN-K試験）	T2DM	AST↓ ALT↓ γ-GT↓ ALP↓ LDH↓	
Leiter[20]（カナダ）	カナグリフロジン（カナグル®）	100 mgまたは300 mg/日	26週/52週	2,313/1,488	第III相無作為比較試験 vs. プラセボ vs. DPP4阻害薬	T2DM	AST↓ ALT↓ γ-GT↓ ALP↓	体重、HbA1cの変化と相関
Seko[18]（日本）	カナグリフロジン（カナグル®）イプラグリフロジン（スーグラ®）	100 mg/日 50 mg/日	24週	24	後ろ向きケースコントロール（DPP-4阻害薬）	肝生検で診断したT2DM合併NAFLD	AST↓ ALT↓	体重、HbA1cの変化と相関なし

ン）を24週投与したところ，ALT値，体重，HbA1cが低下し，体脂肪量の減少やフィブロスキャンによる肝硬度の改善傾向を認めた[18]．イプラグリフロジンの有効性と安全性を確認した後ろ向き多施設試験（ASSIGN-K試験）においては糖尿病患者257例において肝機能改善を認めたと報告されている[19]．カナグリフロジン（カナグル®）の2型糖尿病患者に対する第Ⅲ相試験結果の解析から，カナグリフロジン（100 mg or 300 mg/日）の26週投与は，プラセボに比してAST，ALT，γ-GT，ALPを有意に低下させた[20]．またカナグリフロジン（300 mg/日）の52週投与はシタグリプチンと比較しても，AST，ALT，γ-GT，ALPを有意に低下させた．現在われわれは，国内で行われたカナグリフロジン第Ⅲ相試験のサブ解析を進めており，ALT高値の糖尿病患者では有意にALT値が改善することを見出している．これらの大規模臨床試験の結果から，SGLT2阻害薬は糖尿病患者における肝機能異常を改善し，NASH/NAFLDへの有効性を示唆する．

４ NASH/NAFLD改善におけるSGLT2阻害薬の作用機序

　SGLT2阻害薬による肝機能改善のメカニズムは明らかではなく，ALT値の低下が体重減少やHbA1cの低下の程度と相関するとの報告や，否定する報告もあり一定しない．想定される機序としてはカロリーロスによる内臓脂肪の減少，インスリン抵抗性改善による遊離脂肪酸の減少，*de novo*脂質合成の抑制，脂肪酸酸化の亢進，炎症性サイトカイン（IL-6, TNFα）低下，酸化ストレスの軽減などがあるがその詳細は明らかでなく，今後の研究の発展に期待したい．

５ NASH/NAFLD診療を見据えたSGLT2阻害薬の位置づけ

　NASH/NAFLD患者の多くは，肥満を合併し，高インスリン状態の前糖尿病～初期の糖尿病状態にあり，SGLT2阻害薬は今後，NASH/NAFLDの第一選択薬となることが期待される．NASH/NAFLD診療

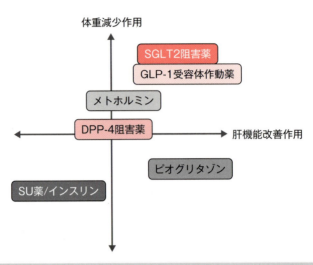

図 NASH/NAFLD治療を見据えた各種抗糖尿病薬のポジショニングマップ

を見据えた抗糖尿病薬のポジショニングマップを作成した（図）．前述の通り肥満を合併することが多いNASH/NAFLDの症例では，SU薬やインスリン投与例が少ないことから，SGLT2阻害薬は低血糖などの副作用も生じにくく，安全性も期待できる．ただし，長期予後を含めた効果と安全性の確立，尿路感染症などの副作用対策，線維化進行/肝硬変例や非肥満例への有効性の検討，治療効果を規定する因子の確立，PIOやGLP-1製剤との比較検討などが今後の課題である．

参考文献

1) Watanabe S, et al : Evidence-based clinical practice guidelines for nonalcoholic fatty liver disease/nonalcoholic steatohepatitis. J Gastroenterol, 50 : 364-377, 2015
2) Chalasani N, et al : The diagnosis and management of non-alcoholic fatty liver disease: practice Guideline by the American Association for the Study of Liver Diseases, American College of Gastroenterology, and the American Gastroenterological Association. Hepatology, 55 : 2005-2023, 2012
3) Hotta N, et al : Causes of death in Japanese diabetics: A questionnaire survey of 18,385 diabetics over a 10-year period. J Diabetes Investig, 1 : 66-76, 2010
4) Younossi ZM, et al : Association of nonalcoholic fatty liver disease (NAFLD) with hepatocellular carcinoma (HCC) in the United States from 2004 to 2009. Hepatology, 62 : 1723-1730, 2015
5) Charlton MR, et al : Frequency and outcomes of liver transplantation for nonalco-

holic steatohepatitis in the United States. Gastroenterology, 141 : 1249-1253, 2011
6) Wong RJ, et al : Nonalcoholic steatohepatitis is the second leading etiology of liver disease among adults awaiting liver transplantation in the United States. Gastroenterology, 148 : 547-555, 2015
7) Fukuda T, et al : The impact of non-alcoholic fatty liver disease on incident type 2 diabetes mellitus in non-overweight individuals. Liver Int, 36 : 275-283, 2016
8) Nakahara T, et al : Type 2 diabetes mellitus is associated with the fibrosis severity in patients with nonalcoholic fatty liver disease in a large retrospective cohort of Japanese patients. J Gastroenterol, 49 : 1477-1484, 2014
9) Neuschwander-Tetri BA, et al : Farnesoid X nuclear receptor ligand obeticholic acid for non-cirrhotic, non-alcoholic steatohepatitis (FLINT): a multicentre, randomised, placebo-controlled trial. Lancet, 385 : 956-965, 2015
10) Singh S, et al : Anti-diabetic medications and the risk of hepatocellular cancer: a systematic review and meta-analysis. Am J Gastroenterol, 108 : 881-891, 2013
11) Belfort R, et al : A placebo-controlled trial of pioglitazone in subjects with nonalcoholic steatohepatitis. N Engl J Med, 355 : 2297-2307, 2006
12) Cusi K, et al : Long-Term Pioglitazone Treatment for Patients With Nonalcoholic Steatohepatitis and Prediabetes or Type 2 Diabetes Mellitus: A Randomized Trial. Ann Intern Med, 165 : 305-315, 2016
13) Cui J, et al : Sitagliptin vs. placebo for non-alcoholic fatty liver disease: A randomized controlled trial. J Hepatol, 65 : 369-376, 2016
14) Macauley M, et al : Effect of vildagliptin on hepatic steatosis. J Clin Endocrinol Metab, 100 : 1578-1585, 2015
15) Armstrong MJ, et al : Liraglutide safety and efficacy in patients with non-alcoholic steatohepatitis (LEAN): a multicentre, double-blind, randomised, placebo-controlled phase 2 study. Lancet, 387 : 679-690, 2016
16) Ohki T, et al : Effectiveness of Ipragliflozin, a Sodium-Glucose Co-transporter 2 Inhibitor, as a Second-line Treatment for Non-Alcoholic Fatty Liver Disease Patients with Type 2 Diabetes Mellitus Who Do Not Respond to Incretin-Based Therapies Including Glucagon-like Peptide-1 Analogs and Dipeptidyl Peptidase-4 Inhibitors. Clin Drug Investig, 36 : 313-319, 2016
17) Komiya C, et al : Ipragliflozin Improves Hepatic Steatosis in Obese Mice and Liver Dysfunction in Type 2 Diabetic Patients Irrespective of Body Weight Reduction. PLoS One, 11 : e0151511, 2016
18) Seko Y, et al : Effect of sodium-glucose cotransporter 2 inhibitor on liver function tests and elastography in NAFLD patients with type 2 diabetes in Japan. Hepatol Res, 2016 doi : 10.1111/hepr.12834. [Epub ahead of print]
19) Iizuka T, et al : Efficacy and Safety of Ipragliflozin in Japanese Patients With Type 2 Diabetes: Interim Outcome of the ASSIGN-K Study. J Clin Med Res, 8 : 116-125, 2016
20) Leiter LA, et al : Effect of canagliflozin on liver function tests in patients with type 2 diabetes. Diabetes Metab, 42 : 25-32, 2016

<角田圭雄>

5 その他（がん，認知症）

多面的作用

- SGLT2阻害薬が悪性腫瘍発育を抑制するという基礎研究はあるが，臨床的意義は不明である
- SGLT2阻害薬を認知症患者に用いた報告は乏しく，現時点で薬剤による効果は不明である

1 はじめに

わが国は**超高齢社会**を迎え，65歳以上の高齢者数は3,420万人と総人口の26.9％を占めている[1]．また2015年には80歳以上の人口がはじめて1,000万人を超え，人類がいまだかつて経験したことのないほどの超高齢時代に突入している．高齢者人口の増加に伴い，糖尿病のほかにさまざまな疾患の合併が増えてきている．そのため糖尿病の治療を行う際も，そのような合併疾患との関連を考慮しながら治療にあたる必要がある．本項では，合併疾患のなかから**悪性腫瘍**と**認知症**をとり上げて，SGLT2阻害薬との関連を考察する．

2 悪性腫瘍とSGLT2阻害薬

悪性腫瘍は総死亡の28.9％を占め，日本人の死亡原因の第一位となっている（図1）[2]．この背景として，高齢化や食生活の変化などの関連が示唆されるが，糖尿病患者数の増加による影響も大きいと考えられる．全世界の97のコホート研究から糖尿病と全悪性腫瘍との関係について解析を行ったメタアナライシスでは，全悪性腫瘍死亡に対す

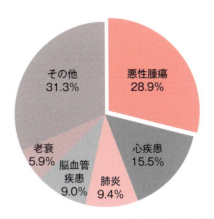

図1 日本人の死因順位

文献2を参考に作成

る糖尿病のハザード比は1.25（95％CI：1.19〜1.31）と有意に高率であった[3]．悪性腫瘍が増加する一因として，**インスリン抵抗性**に伴う高インスリン血症が細胞増殖を刺激し，腫瘍の発生に関与することが考えられている[4]．SGLT2阻害薬は近位尿細管での糖の再吸収を低下させ，尿への糖排出を行うという新しい作用点をもつ経口血糖降下薬であるが，その特徴として血糖値の改善のみならず体重減少が認められる．数週間の投与により内臓脂肪優位な脂肪量減少が得られ[5]，これによりインスリン抵抗性の改善に寄与することが期待されている．

　SGLT2阻害薬と悪性腫瘍リスクに関して述べる．非臨床試験ではマウスやラットに対して臨床的に用いられる濃度の100倍量のダパグリフロジンを2年間投与しても腫瘍発生頻度や膀胱上皮細胞の増殖や前がん病変は認められなかった[6]．カナグリフロジンを用いた報告では，ラットに投与することにより，腎尿細管，副腎，前立腺のライディッヒ細胞において腫瘍の発生が観察されたとの報告がある一方で，臨床的に用いられる濃度の14倍量のカナグリフロジンをマウスに投与しても腫瘍の発生は観察されなかった[7]．またSGLT2ノックアウトマウスにおいても膀胱がんが増加しなかったと報告されている[6]．

ヒトにおいては，第Ⅱ相/第Ⅲ相臨床試験，合計21試験から得られたデータをもとに行われた検討によると，統計的な有意差は認められなかったもののダパグリフロジンにおいて膀胱がん（ハザード比5.17, 95％CI：0.68〜233.55）と乳がん（ハザード比2.47, 95％CI：0.64〜14.10）の発生頻度が高い傾向を認めた（図2）[8]．一方でその他のSGLT2阻害薬の第Ⅱ相/第Ⅲ相試験においては悪性腫瘍の発症頻度はプラセボ群と同等の結果であった[9-13]．腫瘍誘発までの潜伏期間を考えると，これまでの臨床試験の実施期間や限られた症例数のみで悪性腫瘍リスクについて述べることには限界があり，国内外の市販後データなどを含めて今後も検討を続ける必要がある．

　一方，SGLT2阻害薬の抗腫瘍的な側面に関する報告がある．SGLT2受容体は腎尿細管上皮細胞のみならず膵臓や前立腺など一部の腺がんにおいて過剰発現しており，がん細胞内へのブドウ糖のとり込みに関与することが報告されている[14]．このようながん組織に対してSGLT2

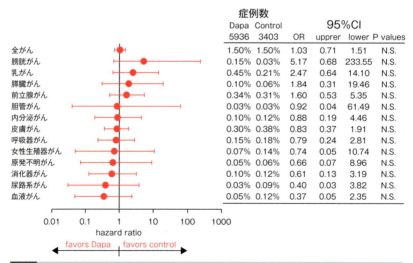

図2 ダパグリフロジン第Ⅱ相/第Ⅲ相臨床試験における悪性腫瘍発生数

Dapa：ダパグリフロジン．左図：文献8より引用．右表：文献8を参考に作成

阻害薬を使用することで，腫瘍発育を抑制することがマウスを用いた研究で判明した．現状ではさらなる動物実験やヒトを含めた効果の検証が必要だが，SGLT2阻害薬の抗腫瘍作用が期待される報告である．

❸ 認知症とSGLT2阻害薬

認知症は超高齢社会における，もう1つの大きな問題である．2012年の時点で認知症有病者数は約462万人と高齢者人口の15％を占めており[15]，特に糖尿病患者では健常者と比べ認知症有病率が2.1倍と高率である[16]．そのため高齢糖尿病患者においては，より認知症に配慮した診療を行うことが必要である．これを受けて2016年5月に日本糖尿病学会と日本老年医学会が合同で「高齢者糖尿病の血糖コントロール目標」を発表した．この血糖管理指針では認知症の有無に応じた血糖管理目標値が設定されており，認知症を有する患者では管理目標値が高めにされている．また低血糖が認知症の発症，増悪につながることがあるため，低血糖を生じにくい治療を行う必要がある．

SGTL2阻害薬は，その薬理作用の特徴から高齢者においては特に慎重な使用が求められてきた．高齢者を対象としたSGLT2阻害薬の特定使用成績調査「**STELLA-ELDER**」の最終解析結果[17]では，65歳以上の2型糖尿病患者8,505例に対し副作用発現症例率は16.91％（1,438例）と治験時よりも低く，主な副作用は頻尿，陰部瘙痒症，薬疹，浮動性めまい，口渇，脱水であり，認知症との関連は認められなかった．2016年5月には「SGLT2阻害薬の適正使用に関するRecommendation」の改訂が行われ，高齢者に対する同薬剤の使用がこれまでよりも緩和された．一方，認知機能低下を認める65歳以上の高齢者に対してはこれまで通り慎重な薬剤使用が求められている．具体的には，SGLT2阻害薬は脱水防止のために適切な水分補給が必要だが，認知機能が低下した高齢者では水分をとらないことが多く，特に体液量の減少に伴う脳梗塞の発症が懸念されるため処方は控えるべきである．逆にいえばコミュニケーションに問題を認めず，水分補給などの自己管理ができ，ポリファーマシーではない高齢者には，注意喚起したうえ

で処方することは可能と考えられる．

　SGLT2阻害薬と認知症との関連を示唆する論文はまだないが，カナグリフロジンの構造解析から興味深い報告がなされた．アセチルコリンエステラーゼは**アルツハイマー型認知症**の治療ターゲットとして知られているが，カナグリフロジンがアセチルコリンエステラーゼの触媒部位のうち20アミノ酸残基と相互作用し，高い自由結合エネルギー（－9.40 kcal/mol）によりその作用を阻害しうるとの報告である[18]．生体内での作用は未解明でありさらなる検討が必要であるが，将来的にはSGLT2阻害薬を用いたアルツハイマー型認知症改善の試みにも興味がもたれる．

❹ まとめ

　SGLT2阻害薬はこれまでの抗糖尿病薬にはない画期的な作用機序から，これからの糖尿病治療の新たな主軸薬剤として期待されている．一方で，その長期使用に関してはこれから十分に検討されるべき部分であり，新たな効果の解明が期待される一方で長期的リスクについても，その動向に注意を払う必要がある．

参考文献

1) 総務省統計局：人口推計
   http://www.stat.go.jp/data/jinsui/
2) 厚生労働省：平成26年（2014）人口動態統計
   http://www.mhlw.go.jp/toukei/saikin/hw/jinkou/kakutei14/
3) Emerging Risk Factors Collaboration : Diabetes mellitus, fasting glucose, and risk of cause-specific death. N Engl J Med, 364 : 829-841, 2011
4) Vivanco I & Sawyers CL : The phosphatidylinositol 3-Kinase AKT pathway in human cancer. Nat Rev Cancer, 2 : 489-501, 2002
5) Bolinder J, et al : Effects of dapagliflozin on body weight, total fat mass, and regional adipose tissue distribution in patients with type 2 diabetes mellitus with inadequate glycemic control on metformin. J Clin Endocrinol Metab, 97 : 1020-1031, 2012
6) Reilly TP, et al : Carcinogenicity risk assessment supports the chronic safety of dapagliflozin, an inhibitor of sodium-glucose cotransporter 2, in the treatment of type 2 diabetes mellitus. Diabetes Ther, 5 : 73-96, 2014
7) U.S. Food and Drug Administration : FDA Briefing Document, NDA 204042 Canagliflozin tablets. Advisory Committee Meeting: 2013
   http://www.fda.gov/downloads/AdvisoryCommittees/CommitteesMeetingMaterials/Drugs/EndocrinologicandMetabolicDrugsAdvisoryCommittee/UCM334550.pdf.
8) U.S. Food and Drug Administration : FDA background document, BMS-512148 NDA 202293 dapagliflozin, in Proceedings of the

Endocrinologic & Metabolic Drug Advisory Committee Meeting, 2013 http://www.fda.gov/downloads/drugs/endocrinologicandmetabolicdrugsadvisorycommittee/ucm378079.pdf.

9) 独立行政法人医薬品医療機器総合機構：イプラグリフロジン L －プロリン 審査報告書, 2013

10) 独立行政法人医薬品医療機器総合機構：カナグリフロジン水和物 審査報告書, 2014

11) 独立行政法人医薬品医療機器総合機構：エンパグリフロジン 審査報告書, 2014

12) 独立行政法人医薬品医療機器総合機構：ルセオグリフロジン水和物 審査報告書, 2014

13) 独立行政法人医薬品医療機器総合機構：トホグリフロジン水和物 審査報告書, 2014

14) Scafoglio C, et al : Functional expression of sodium-glucose transporters in cancer. Proc Natl Acad Sci U S A, 112 : E4111-4119, 2015

15) 厚生労働省：総合研究報告書：都市部における認知症有病率と認知症の生活機能障害への対応, 2013

16) Ohara T, et al : Glucose tolerance status and risk of dementia in the community: the Hisayama study. Neurology, 77 : 1126-1134, 2011

17) Yokote K, et al : Real-world evidence for the safety of ipragliflozin in elderly Japanese patients with type 2 diabetes mellitus (STELLA-ELDER): final results of a post-marketing surveillance study. Expert Opin Pharmacother, 17 : 1995-2003, 2016

18) Rizvi SM, et al : Invokana (Canagliflozin) as a dual inhibitor of acetylcholinesterase and sodium glucose co-transporter 2: advancement in Alzheimer's disease- diabetes type 2 linkage via an enzoinformatics study. CNS Neurol Disord Drug Targets, 13 : 447-451, 2014

<馬場雄介，越坂理也，横手幸太郎>

索引

数字

1型糖尿病 ... 48

欧文

A〜N

α-GI ... 91
ADL改善効果 ... 121
DPP-4阻害薬
　　　　 80, 82, 86, 88, 101, 103, 105, 145
EMPA-REG OUTCOME試験 ... 130
GLP-1受容体作動薬 ... 145
GLUT ... 8
IDL ... 34
LDL ... 34
NAFLD ... 144
NASH ... 144
nonalcoholic fatty liver disease ... 144
nonalcoholic steatohepatitis ... 144

S〜V

SGLT ... 8
SGLT2選択性 ... 43
STELLA-ELDER ... 153
SU薬 ... 71, 78, 80, 82
SU薬の減量 ... 79
TGF ... 30, 137
tubuloglomerular feedback ... 30, 137
VLDL ... 34

和文

あ行

アウトカム試験 ... 129
悪性腫瘍 ... 150
アドヒアランス不良 ... 114
アルツハイマー型認知症 ... 154
医療不信 ... 118
インスリン抵抗性 ... 125, 128, 151
運動習慣 ... 121
オベチコール酸 ... 145

か行

家族性腎性糖尿 ... 10
肝がん ... 144
肝硬変 ... 144
肝線維化 ... 144
近位尿細管 ... 8
禁煙 ... 62, 115
筋肉量減少 ... 24
空腹感 ... 26
グリニド薬 ... 98
グルコース再吸収 ... 8
血圧 ... 21, 28
血漿タンパク結合率 ... 44
血中半減期 ... 44
ケトアシドーシス ... 49, 70
ケトーシス ... 12, 49
高度肥満 ... 103, 115, 120
高用量メトホルミン
　　　　 84, 86, 88, 94, 96, 98, 105
高齢者 ... 65

さ行

- サルコペニア 24
- 糸球体高血圧 136
- 自己肯定感 114, 120
- 膝関節症 120
- 脂肪肝 84, 101, 105
- 脂肪・脂質代謝 34
- 食欲の変化 104
- 浸透圧利尿作用 30
- 心不全 132
- 腎保護 31, 138
- 膵β細胞 124
- 速効型インスリン分泌促進薬 98

た行

- 体重減少効果 20
- 体重増加 115
- 単一ネフロンGFR 138
- チアゾリジン薬 94, 96, 98
- 緻密斑 30
- 超高齢社会 150
- 低血糖 27, 71
- 適応 39
- 適正使用 39, 54
- 糖毒性 17
- 糖尿病性腎症 136
- 動脈硬化 31, 35

な行

- 内服時間 113
- 尿細管糸球体フィードバック機構 30, 137
- 認知症 150

は行

- 非アルコール性脂肪肝炎 144
- 非アルコール性脂肪性肝疾患 144
- ピオグリタゾン 145
- 肥満症 85, 101
- 頻尿 63
- フィブロスキャン 147
- ブドウ糖毒性 124

ま行

- 膜輸送体タンパク 8
- マクラデンサ 30
- メタボリック症候群 68, 88, 101
- メトホルミン 82, 91, 103, 145

ら行

- 理想的減量 24
- 利尿薬 64
- リラグルチド 145
- 臨床試験成績 14

執筆者一覧

◆ 編集・執筆

加来浩平	川崎医科大学総合内科学1特任教授

◆ 執筆（掲載順）

金﨑啓造	金沢医科大学糖尿病・内分泌内科学
古家大祐	金沢医科大学糖尿病・内分泌内科学
髙垣雄太	金沢医科大学糖尿病・内分泌内科学
平井太郎	金沢医科大学糖尿病・内分泌内科学
髙木　晋	金沢医科大学糖尿病・内分泌内科学
新田恭子	金沢医科大学糖尿病・内分泌内科学
駒井絵里	千葉大学大学院医学研究院細胞治療内科学講座
田中知明	千葉大学大学院医学研究院分子病態解析学講座
横手幸太郎	千葉大学大学院医学研究院細胞治療内科学講座
小林明菜	千葉大学大学院医学研究院細胞治療内科学講座
石川　耕	千葉大学大学院医学研究院細胞治療内科学講座
瀧端正博	三浦中央医院
栗原義夫	医療法人社団 糖友会 栗原内科
西田　亙	にしだわたる糖尿病内科
金藤秀明	川崎医科大学糖尿病・代謝・内分泌内科
田中敦史	佐賀大学医学部循環器内科
野出孝一	佐賀大学医学部循環器内科
角田圭雄	愛知医科大学内科学講座肝胆膵内科学
馬場雄介	千葉大学大学院医学研究院細胞治療内科学講座
越坂理也	千葉大学大学院医学研究院細胞治療内科学講座

編者略歴

加来浩平（かく　こうへい）
川崎医科大学総合内科学1特任教授

　1973年に山口大学医学部卒業後，同医学部基礎講座にて医学博士を取得．1977年4月より山口大学医学部第3内科に入局．医員，助手，講師を経て，1986年に米国ワシントン大学内科学代謝内分泌部門に留学．帰国後，1990年から山口大学医学部第3内科助教授．1995年からはノボノルディスクファーマ（株）にて取締役開発本部長を経験．1998年に川崎医科大学内科学（糖尿病）講座教授としてアカデミアに復帰．内科学講座主任，附属病院副院長を経て，2013年4月から川崎医科大学特任教授兼川崎医療福祉大学特任教授．
　糖尿病薬物治療の基礎的・臨床的研究をライフワークとし，最近は「患者QOLを考慮した糖尿病治療の在り方」について，積極的にメッセージを発信している．

教えて！SGLT2阻害薬の使いかた
Q&AとケーススタディでManabu、糖尿病患者への適切で安全な使い方とその根拠

2017年2月15日　第1刷発行	編　集　加来浩平
	発行人　一戸裕子
	発行所　株式会社羊土社
	〒101-0052
	東京都千代田区神田小川町2-5-1
	TEL　03（5282）1211
	FAX　03（5282）1212
	E-mail　eigyo@yodosha.co.jp
	URL　www.yodosha.co.jp/
ⓒ YODOSHA CO., LTD. 2017	装　幀　株式会社イオック
Printed in Japan	印刷所　日経印刷株式会社
ISBN978-4-7581-1804-0	

本書に掲載する著作物の複製権，上映権，譲渡権，公衆送信権（送信可能化権を含む）は（株）羊土社が保有します．
本書を無断で複製する行為（コピー，スキャン，デジタルデータ化など）は，著作権法上での限られた例外（「私的使用のための複製」など）を除き禁じられています．研究活動，診療を含み業務上使用する目的で上記の行為を行うことは大学，病院，企業などにおける内部的な利用であっても，私的使用には該当せず，違法です．また私的使用のためであっても，代行業者等の第三者に依頼して上記の行為を行うことは違法となります．

JCOPY　〈（社）出版者著作権管理機構　委託出版物〉
本書の無断複写は著作権法上での例外を除き禁じられています．複写される場合は，そのつど事前に，（社）出版者著作権管理機構（TEL 03-3513-6969，FAX 03-3513-6979，e-mail：info@jcopy.or.jp）の許諾を得てください．

羊土社のオススメ書籍

内科医のための やさしくわかる 眼の診かた

超コモンから救急まで
"眼底""眼圧"なしでもここまで診れる！

若原直人／著

緑内障，糖尿病網膜症などの眼科"超コモン"から，特に気をつけるべき眼科救急，眼の外傷まで，内科医が知っておくべき眼科診療を解説！特別な検査機器がなくてもできる内科医のための診療パールを紹介！

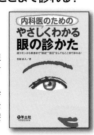

- 定価（本体3,700円＋税） ■ A5判
- 231頁 ■ ISBN 978-4-7581-1801-9

咳の診かた、止めかた

ガイドラインだけではわからない
日常診療の疑問に答えます！

藤森勝也／編

「色々試しても咳が止まらない」「原因がはっきりしない」など，日常診療でよく出会う「咳」の悩みを，この1冊でまるごと解決！臨床像などの基礎知識や初期治療のコツといった，診療に活かせるポイントが満載．

- 定価（本体4,200円＋税） ■ B5判
- 247頁 ■ ISBN 978-4-7581-1795-1

Gノート増刊 Vol.3 No.6
もっと踏み込む 認知症ケア

患者だけじゃない！
家族や地域の問題まで診る，
現場で活かせるレシピ集

井階友貴／編

BPSDが治まらない，家族が介護でダウン寸前，多職種連携が進まない…など，認知症にまつわる種々の問題への対応を多彩な事例で解説し，要点を"レシピ"として紹介．「困った！」に効くヒントが満載の事例集！

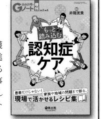

- 定価（本体4,800円＋税） ■ B5判
- 310頁 ■ ISBN 978-4-7581-2316-7

短期集中！オオサンショウウオ先生の 医療統計セミナー
論文読解レベルアップ30

田中司朗，田中佐智子／著

一流医学論文5本を教材に，正しい統計の読み取り方が実践的にマスターできます．数式は最小限に，新規手法もしっかりカバー．怒涛の30講を終えれば「何となく」の解釈が「正しく」へとレベルアップ！

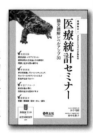

- 定価（本体3,800円＋税） ■ B5判
- 198頁 ■ ISBN 978-4-7581-1797-5

発行 羊土社 YODOSHA
〒101-0052 東京都千代田区神田小川町2-5-1 TEL 03(5282)1211 FAX 03(5282)1212
E-mail：eigyo@yodosha.co.jp
URL：http://www.yodosha.co.jp/

ご注文は最寄りの書店，または小社営業部まで